JN077183

子どもの「コミュ障」

発達障害のもう一つの顔

大井 学［著］

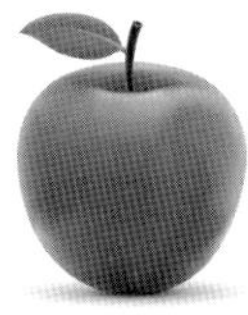
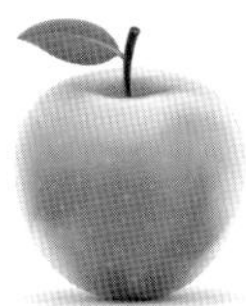

金子書房

はじめに

本書はわが国で初の子どもの語用障害に関する一般読者向けの出版物である。また語用障害そのものについての一般読者向けの出版物としても初である。コミュニケーション障害の研究者向けには，筆者は25年前に重度知的障害の子どもでみられる語用障害についての書籍を世に問うている（大井，1995）。しかし，そこでの論述の対象となったのは，話しことばをもたない子どもたちであり，本書でとりあげる話しことばを駆使している子どもたちではなかった。

語用障害ということばはコミュニケーション障害学の専門家でないとあまり耳にする用語ではないので，あえてここでは「コミュ障」をタイトルに入れた。場面にそぐわない発言，会話のルールからの逸脱，ことばの文字通りの意味での理解などがその主な内容である。

語用障害は自閉症スペクトラム障害でもっとも典型的に現れるが，学習障害や言語障害，あるいは聴覚障害でもみられる。

英語圏では，広い読者を想定してペーパーバックで出されているMcTear & Conti-Ramsden（1992）の著作に見られるように，かなり前から注目されてきた。しかしこれまで日本では語用障害に関する研究が活発でなかった。語用障害は当事者の周囲との不適合をもたらす恐れが高く，それを防ぐためにも今後の研究と実践の進展がまたれる。本書がそのきっかけとなればと思う。

2020年３月

大井　学

目 次

第3章　教師たちが見た子どもの「コミュ障」のさまざま

第4章　コミュニケーションの成り立ち

第8章　「コミュ障」リスクを短時間で判定するには？

第9章　子どもの「コミュ障」を大人は補償している

対応のヒント

第10章　「コミュ障」を責める大人，責めない大人

第11章 「コミュ障」な子どもと定型発達の仲間とのかかわりあい　幸運なケース

第12章 「コミュ障」との付き合い方

第13章 「コミュ障」な大人が見た子どもの「コミュ障」

第 1 章

「コミュ障」とはなにか

1. 「コミュ障」とコミュニケーション障害

「コミュ障」はいうまでもなくコミュニケーション障害の略語である。学術用語ではない。もともとはネット上のスラングで，あまりいい意味はない。筆者の所属する学術団体のひとつに日本コミュニケーション障害学会というのがある。名前が長いので会員は略そうとするが，案の定「コミュ障学会」という人は誰もいない。筆者はそれでもいいのではないかと思っているのだが。

「コミュ障」は，会話が苦手とか，一方的に話すとかいったさまを示す。ただこれは狭い意味でのコミュニケーション障害だ。広い意味でのコミュニケーション障害はいくつかのタイプに分かれる。聴覚障害，構音障害や吃音などのことばの発音の障害，失語症などでみられることばの意味の辞書的な知識の障害，ことばの形や並べ方といった文法の障害，それにことばの対人的な使い方の障害である。「コミュ障」はこれらの最後の，ことばの対人的な使い方に問題がある状態をさす。学問的には，ことばの対人的な使い方の理論を語用論といい，「コミュ障」は語用論の障害すなわち語用障害である。しかし語用障害ということばを言語学やコミュニケーション障害学の専門家ではないほとんどの人は知らない。

本書のタイトルは「子どもの語用障害」としてもよかったのだが，それではたぶん本の中身が伝わらない。

2．子どもの「コミュ障」

「コミュ障」ということばはすでに子どもたちにもなじみになっている。「あいつコミュ障や」「おまえコミュ障やろ」などと言いあう光景も目にする。彼らがどういう状態をさして「コミュ障」と言っているのかは定かではないが，次のような例はおそらく「コミュ障」に該当する。いずれも東京都の小・中学校で収集したものである。小学校５年生の自閉症の男の子は，東日本大震災の調べ学習で「津波でたくさんの人が亡くなったのを知って僕は感動しました」と書き，周囲の児童から責められた。４年生のLDの男子は授業中に隣の席の子に何度もわからないところを質問してトラブルになった。３年生の自閉症の男子は給食中突然「店の行列があります……」とクイズを出題。友達が「ん？　ギョウザの列？」とふざけてかえしたら真顔で「行列って店に並んでる列のことです」と言ったので皆がしらけてしまった。このような「コミュ障」状態を放置すると，不適切発言をした本人の自己評価は下がり，周りは偏見をもったり排除したりするようになる恐れがある。互いの誤解をといたり適切な伝え方を学んだりするのを支えることが必要だ。これは家庭や教室で子どもたちと生活を共にする親や教師にしかできない。次にあげる筆者たちが行った介入が参考になる。

3．子どもの「コミュ障」への支援

介入は当時アスペルガー症候群と診断されたばかりの小学校５年生の男子Ｘ君と，彼の仲良しの男の子３人（A君，B君，R君）とのあいだの誤解やトラブルを対象に行われた。彼らのかかわりのビデオ記録から抜き出した例を示す。場面はボールプールにＸ君がつかっている時，ボールプールの囲いにＢ君が誤ってぶつかり，Ｘ君にごく軽い衝撃を与えたところだ。

Ｘ：何すんだばか，（小声でつぶやくように）ぶっ殺すぞ。
Ａ：ぶっ殺すやって。
Ｘ：うそ。
Ｂ：おれにゆったろ。
Ｘ：<u>ただの独り言だよ，ばかたれ。</u>
Ｂ：（Ｘ君の頭をこぶしでたたく）

後日筆者がこのビデオを見せてＸ君に下線部のことばで何を言いたかったのかインタビューしたところ，下線部のように言えばＢ君が怒らないようにできると思ったとのことだった。同じ場面をＢ君にも見てもらったが，彼の言い分はＸ君が怒るほどぶつかったわけではなく，Ｘ君の下線部の発言は態度が悪いと感じるということであった。

彼らにＸ君の発言がＡ君やＢ君に誤解されトラブルになっていることをフィードバックした。Ａ君，Ｂ君，Ｒ君は思うところがあったようで，それからＸ君を強い口調で非難することはあまりみられなくなった。さらに，しばらくして彼らのあいだで興味深い出来事があったことをＸ君のお母さんからうかがった。他者からの非難にすぐ切れてしまうＸ君のために，Ａ君，Ｂ君，Ｒ君が悪口を言い続け，Ｘ君がそれに耐える練習をしたこと，15分我慢ができたとお母さんにＸ君が報告したとのことだった。筆者は子どもたちの知恵と友愛に深く心打たれた。「コミュ障」は子どもたちのあいだで生じるが，乗り越えるのもまた子どもたち自身である（詳しくは第11章で後述する）。

4．子どもの「コミュ障」と大人

両親や教師・保育士など，子どもの「コミュ障」に直面する大人たちの対応はいろいろだ。X君について言えば母親は冷静さを保ち，子どもの「コミュ障」で問題となっているポイントに即して援助的にかかわってくれた。これはX君の３歳下の弟が知的障害のある自閉症で，母親が幼少期から弟の子育てやコミュニケーションに苦労してきたからだと思われる。むしろ診断されたばかりの頃は普通にしゃべっているように見えたX君のどこが自閉的なのかなかなか理解できず困っていた。第５章で後述するX君が時折示す不思議なことば遣いに接して初めて弟との共通点を納得し，それ以降の援助につながっていった。彼女は筆者のところに相談にやってきて，第９章で述べられているようにX君の「コミュ障」について詳しく分析し対策を考える作業を行うようになった。

母親に比べるとX君の父親はあまり援助的でなく，X君のコミュニケーションの失敗にいらだちを示すこともあったらしい。X君が高校１年生のある朝，洗面所で自分の寝癖が付いた髪に水をつけて直そうとしていたX君に，父親が整髪料の缶を手に「手を伸ばせ」といったところ，X君がなんと両手を上にあげて万歳してしまった。父親の伝えたかったことは「整髪料を出してやるから手のひらを整髪料の缶の方に近づけろ」だったのだが，X君は「手を伸ばせ」と整髪料を受け取りそれで寝癖を直すこととを結びつけられなかった。父親は「こんなこともわからんのか」といらだちをX君にぶつけてしまったとのことである。ただ直後に母親に説明を受けて父親は冷静さを取り戻したので大事にならずには済んだらしい。

X君の母親に比べて，第２章に登場するYさんの母親は彼女の「コミュ障」に全く寛容でなかった。勤務先で不適応を起こしてから20代前半で自閉症と診断されたYさんは，ことばの字義的理解でときどきコミュニケーションの失敗をやらかしてきた。彼女は小学４年生の元旦の朝に母親から「ポスト見てきて」と言われ，近所の郵便ポストを見てきて帰り，「ポスト赤かったよ」と報告してひどく叱られてしまった。Ｙさんの正月のおめでたい気分は台無しになってしまったという。「ポストに年賀状が届いてないか見てきて」という指示であればまだ誤解は避けられたと思われる。ただしこういう指示でも，自閉症児・者の中には本当に年賀状を見てくるだけの人もいるので，「ポストに年賀状が入っていたら取ってきて」と伝えるのがベストだったかもしれない。しかしＹさんの母親がそのような専門家からの助言に耳を貸そうとする人かは怪しい。

５．発達障害だけではない「コミュ障」

今２節で紹介した「コミュ障」事例３人と，介入例に出てきたＸ君，それにＹさんにはみな発達障害がある。５人中４人は自閉症だ。第２章で示す教師の見た「コミュ障」のケースは自閉症や言語障害，難聴，学習障害などだ。また，第５章以降に登場する「コミュ障」の13事例は全員自閉症である。しかし「コミュ障」は発達障害の子どもたちだけに見られるものではない。第８章の図8-3に示すように，「コミュ障」についても発達障害と発達障害でないケースとの境界線はあいまいだ。語用障害＝「コミュ障」の程度は図の左端の重症から右側のベルカーヴ中央の正常まで量的に連続している。この図の自閉症及び言語障害の子どもの２つのカーブと，一般の子どものカーブとは広がりの範囲が重なっている。「コミュ障」がスペクトラムであることがこの図からは読み取れる。つまり発達障害ではないが，部分的に発達障害に似ているグレーな子どもたちにも「コミュ障」は見られうるということだ。

6．いつでも「コミュ障」というわけではない

「コミュ障」な子どもの発言や言語理解がいつも問題だというわけでは全くない。むしろ彼らのコミュニケーションの大半は問題ではない。

筆者（Oi, 2010）は，7歳から15歳までの自閉症の子ども12名（IQの平均が約100である）と，年齢・性別・語彙能力をそろえた定型発達の子ども12名を比べた。ここでは子どもたちとその母親との会話15分で見られた母親からの質問総計約2400に対して，自閉症の子どもと定型発達の子どもとで，応答の仕方が不十分あるいは語用論的に不適切と判断される度合いが比べられた。

不十分というのは次のようなやりとりである。

大人：その子は歩けたの？　それともあなたがオンブしたの？
子ども：いいや。

不適切というのは次のようなやりとりである。

大人：今度お父さんが買ったクルマがどんなのかわかる？
子ども：（2秒ほど考えて）うん。

母親の質問は大きく疑問詞質問と，はい・いいえ質問に分けられた。疑問詞質問は自閉症児で約360，定型発達児で約240，はい・いいえ質問は自閉症児で約840，定型発達児で約960見られた。

自閉症の子どもは定型発達の子どもに比べて，疑問詞質問で不十分な答えが有意に多かった。その割合は，しかし20％弱であった。50％弱は十分な回答であった。はい・いいえ質問では不十分な回答の割合に両者で差がなく，十分な応答は自閉症児が約70％，定型発達児が約80％であった。不適切な回答は疑問詞質問でもはい・いいえ質問でも自閉症の

子どもの方が定型発達児より割合が有意に高かったが，それぞれ７％，６％にとどまっていた。

自閉症児は圧倒的に多数のはい・いいえ質問には高い割合で十分に答えている。苦手な疑問詞質問でも半分程度は十分に答えている。彼らのコミュニケーションの大半に問題はなく，問題なのは一部である。

７．32歳の自閉症女性Ｙさんが見た子どもの「コミュ障」

本書では以下に示すさまざまな子どもの「コミュ障」について前述のＹさんがどのようにとらえているかを，「Ｙさんの思い」として，章ごとに紹介することとする。いわゆる定型発達の側だけでなく，「コミュ障」当事者が自分たちに起こっていることをどのように理解しているのかを語ってもらった。コミュニケーションは双方向で生じるものであり，「コミュ障」の発生と解決も一義的に当事者だけの責任というわけではないからだ。当事者の理解を知っているということは，読者が子どもの「コミュ障」と向き合う時に，その解決を当事者と共同で行う作業の助けとなると考えられる。

Ｙさんの思い

○正月の元旦の朝に母親から「ポスト見てきて」と言われ，近所の郵便ポストを見てきて帰り，「ポスト赤かったよ」と報告してひどく叱られたＹさんについて，正月のおめでたい気分は台無しになってしまったという，と筆者が述べた点について。

Ｙ：別にめでたいとも思ってなくて。正月というのはむしろ，めんどくさくて疲れる（大掃除やら年賀状の住所録のデータ入力，更新作業，画像の準備，印刷やら年末と初売りの買い出しやら家にいるとやたら駆り出されて）ものだったんで。わざわざうちの親が「ポスト見てこい」っつーくらいだから，ポストに何かその日から変化があるんだろうと踏んで（赤色から色が変わると予想），ポストと言えば，郵便局の前にあるような赤いポスト以外にあり得ない（ポスト≠アパートの１階にある郵便受け）のだから，と自信満々で近所を駆け回ってた時の解放感はまだ記憶にある。なんか怒られた時には，何なん？　意味わっかんねー，という感想である。

○同じく，筆者が「ポストに年賀状が届いてないか見てきて」という指示であればまだ誤解は避けられたと思われる，ただしこういう指示でも，自閉症児・者の中には本当に年賀状を見てくるだけの人もいるので，「ポストに年賀状が入っていたら取ってきて」と伝えるのがベストだったかもしれない，と述べた点について。

Ｙ：その伝え方だと，僕（筆者注：Ｙさんの自称）の脳内でポストの定義が自宅の郵便受けを含んでいないため，赤いポストに投函済みの年賀状が入っているとすれば錠前をピッキングするなりしてこじ開けることをやりかねないから，新年早々ポストの器物損壊罪や年賀状の窃盗犯という立派な非行少女になる自信がある。

第 2 章

「コミュ障」という生きづらさ

1.「いつまでスリッパはくんですか？」

「コミュ障」の人が味わう，コミュニケーションの失敗に由来する生きづらさは，２節の履歴書の書き方に触れて後述するように青年期を迎えて劇的な展開を見せ，彼らが社会人になる関門を円滑に通過することを妨げるが，生きづらさは子ども時代からすでに現れる。

小学５年生でアスペルガー症候群と診断された前述のX君が，中学時代に遭遇したコミュニケーション問題を次に示す。小学２年生から教えてもらっていた書道の先生と中学３年生になってから，はじめてトラブルになった。先生には小学校５年の診断時点でアスペルガー症候群であることを伝えてあった。中学３年のある日先生からの連絡帳に「最近は来たすぐから，ああ言えばこう言うで，少し反抗的なことばを言ったり，素直になれなかったり……こちらも理解はしますが，これは決してアスペルガーだからではありません。そのせいにしてはいけないとも思います。素直な気持ちやまっすぐな気持ちを持てることが今はとても大切なことだと思います。いけないことはいけないと注意しました。年齢的にそういう時期なのだとも思います。本人の意思を尊重するのはいいことですが，社会にこれから適応していくためにもいけないことははっきり理解して成長していってほしいと思います」と書かれていた。

X君はその顚末を母親に次の通り語った。「ようわからんし。前の時に，家に入ったらいきなり『スリッパはいて』って言われて，『なんではかなきゃいけないんですか？』って聞いたら，『ワックスをぬったから』って言われた。ワックスとスリッパがなんで関係あるのか意味がわからんかったけど，先生に従った。今日の練習で，最初スリッパはくの忘れて，あわてててはきにいって，『いつまでスリッパはくんですか？』って聞いたら，『いい加減にしなさい』って怒鳴られた。聞いただけなんに。『素直になりなさい』って言われて，『素直ってどういうことですか？』って聞いたら『まっすぐな気持ち』って言われた。『まっすぐな気持ちって意味がわかりません』って言ったら，『反抗的な態度をとらないとか，敬語を使うこと』って言われた。ぜんぜん理解できなかったけど，『わかりました。これからは口の聞き方に気をつけます』って言ったら，『そんなことじゃない』って怒られた。スリッパのこと聞いただけなのに，なんで怒られるのかわからんかったけど，我慢した」

現場を目撃したわけでないため誤解が生じた経緯は憶測するしかないが，おそらく口調の問題とX君から先生への質問反復の２つが関与しているものと思われる。母親も口調の問題であっただろうと推測している。「いつまでスリッパはくんですか？」を明るく軽い調子で口にすれば誤解は起きなかったのではないかと思われる。自閉症の人では口調の使い分けに問題があることは知られている。X君は「いつまでスリッパはくんですか？」を重い暗い調子で口にしたのではないかと想像される。また，質問を重ねると相手に反抗的でしつこいと思わせてしまうリスクが高まる。書道の先生は，よもやX君が本当に，いつまで「スリッパをはく」必要があるのかを純粋に知りたがっていたとは思わなかったのであろう。このようなつらい誤解にもかかわらずX君は結局書道を続けることにした。それは，コミュニケーションに失敗し相手から誤解されても自分が我慢すれば物事がまるく収まるという，なんとも気の毒な割り切りによるものであった。

なお，X君はその後高校・大学に進学，就活を経てある小企業に就労するも１年目の終わりに退社を勧告され，最終的には障害者枠である大企業の特例子会社に転職して働いている。退社勧告のきっかけは，X君がデータ入力作業中に会社にかかってきた電話を受ける（新入社員の義務とされていた）と入力ミスが頻繁に生じるからということであった。電話によるコミュニケーションは「コミュ障」の人の苦手科目のひとつである。

２．「なぜ履歴書を自筆で書かなかったのか？」

アスペルガー症候群の高校生（当時）の息子をもっていた，従業員数が数百名規模の中企業の社長であるM氏は，社員採用面接で自閉症と思しき学生と出会った次のような経験を述べている。この社長のように，アスペルガー症候群など高機能自閉症スペクトラム障害のある子どもの家族は，学校や職場でカミングアウトしていなかったり未診断だったりする自閉的な人を発見しやすいように思われる。以下のエピソードもそのような「嗅覚」が発揮された例である。

「私は，営業の会社の責任者として数多くの学生さんを面接しています。その中にはアスペルガー的な傾向を持つと思われる学生さんもいます。この方たちはこだわりが強く，別の言い方をすれば自分の意見（我）を通そうとしがちで，営業には不向きと思います。

たとえば，履歴書をワープロ打ちして持参した学生さんがいました。これはこれで良いのですが，特技の欄に『書道８段，ペン習字９段』と書いてあります。それで『なぜ履歴書を自筆で書かなかったのか』とたずねると，『履歴書の紙質が私の思うようなものではないのでペンに合わない』とのことでした。本来自分の強みを強調するべきなのに自分のこだわりに終始してしまうことが残念でした。IQ

も高く能力もある学生さんなのですが，社会生活に重要な協調性に欠けるなどの理由で採用いたしませんでした。会社を運営するものとしては，会社を守る責任があります。トラブルの元となるものは排除しておくことは自然です。

そういう観点で私の高校生の息子を見ると絶対，採用はできません。自分が興味を持つことへの集中力，決められたことに対して成し遂げようとする努力など良い面も持っています。しかし，判断をするにも自分の考えだけの狭い中でしてしまう傾向にあり，物事を柔軟に受け入れることが難しいようです。ライフスキルの未熟さは，失敗を繰り返しながら，自分でも工夫して改善していけるかもしれませんが，根本的な資質は一生，彼自身や周りの人たちを悩ませていくことと思います」

上記の学生は正直すぎた。たとえ紙質がペンに合わないのが本当であっても，自分の個人的なこだわりを優先したと口にすることは，面接官の心証をそこなうおそれがあることに思いが至らなかったようだ。自らが高い習字スキルを持っていることを会社業務で生かせることを述べていれば，この社長に「見破られる」ことなく合格となったであろう。たとえば「履歴書は公式のものなのでワープロで作成しました。ペン習字９段の技能はお客様への手書きのお手紙などを書く際に生かしたいと思います」とでもいうように。「(高い書字スキルを持つにもかかわらず)なぜ履歴書を自筆で書かなかったのか」という質問は，悪くすれば軽い詰問を含んでいるかもしれないし，少なくとも理由が知りたいだけという完全にニュートラルな情報要請ではない。面接官の質問が暗にほのめかしている内容を把握できず，この学生は質問を文字通りの意味で理解し，彼にとっては事実に即した正確な回答を返したものと思われる。この学生が本当に自閉症であったかどうかを知るすべはないが，自閉症の人の発言が正直で事実に即した正確なものでありがちなことはよく知られている。なお，上記のＭ社長はこうコメントした２年ほど後に発達障害者の雇用をめざす農業に特化した会社を興した。また社長の子息は難関大学を卒業後，障害者枠で一般企業に就労し活躍している。

3．銀河系－太陽系－地球－日本－……

就活の履歴書がらみの「コミュ障」事例をもうひとつあげよう。大学生を対象とする就活セミナーにおける研修の柱のひとつはコミュニケーションである。履歴書の書き方もその重要な一部である。

第１章４節と７節に登場した難関大学４年生（当時）で，のちに就職後の職場不適応から鬱病を発症し，併せて自閉症の診断を受けることになったＹさんは，履歴書の現住所欄の記載の仕方で就活セミナーの講師から叱責を受けた。彼女が在籍していた大学は政令指定都市にあり，Ｙさんはその都市に住んでいた。普段から住所を書く際は○○市と市名から書き始める習慣を持っていた。履歴書にもそのように書き込んだＹさんに，講師は「できるだけ詳しく書きなさい」と指示したという。Ｙさんは文字通りの意味で指示を理解し，なんと「銀河系－太陽系－地球－日本－△△県－○○市」と書いて，講師から「おちょくっているのか」と余計に非難・叱責を受けた。都道府県名を追加することだけを講師は期待したからである。履歴書のようなフォーマルな文書では，政令指定都市在住の場合でも都道府県名をいれることが慣習化されているという実感がＹさんにはなかった。また「できるだけ詳しく」ということばの意味を都道府県名の追加のリクエスト以上のものと解釈した。講師から思わぬ指摘を受けて焦ったのだと思われる。何十社とエントリーし筆記試験を通過してもことごとく不採用で「お祈り」メールを受け取っていたＹさんは本当に平常心を失っていたものと推測する。このようなことばの意味の文字通りの解釈は高機能自閉症スペクトラム障害がある場合に広くみられる，言語の字義性と呼ばれる特徴である。Ｙさんにもこの特徴があると考えられる。彼女には，「履歴書には住所が政令指定都市の場合でも都道府県名を書きなさい」という誤解しようのないストレートな指示が必要であった。

なお，Ｙさんはその後数年の療養を経て在宅勤務の仕事を得て働いている。在宅勤務は会社との連絡がそう頻繁ではなくかつメールやSkypeで行われ負担が少ないという。ただし，月に一度程度の出社だけでも対人刺激として非常に負担となり疲れ果てるとのことである。

Ｙさんの思い

○Ｘ君が書道の先生にスリッパをはくはかないでトラブルになった件で，「ワックスとスリッパがなんで関係あるのか意味がわからんかったけど，先生に従った」と述べていることについて。

Ｙ：本人的には納得してないけどしぶしぶ我慢して従った，というエピソードは身に覚えがある。アルミ箔を噛んだ時の何とも言えぬ不快な知覚を想起する。ただ物事（ワックスをぬったことでなぜスリッパをはく必要性が生じるのか）が理解できていないだけだから，一から順序立てて体験型の説明をしてもらえれば納得しただろうがな。そういった説明は時間がないとかやぼったいとか些細な理由で人間だと大概省略されるから，見えないところで忍辱の修行をすることは多い。常にそばで様子を見ていて状況を解説したり，通訳・フォローしたりする支援でもあればなあと思っている（特に密室でサシの場合が行き違いが起きた場合にハイリスク）ので，付き人や支援員さんを付けている。

○筆者が，書道の先生は，よもやＸ君が本当に，いつまで「スリッパをはく」必要があるのかを純粋に知りたがっていたとは思わなかったのであろう。このようなつらい誤解にもかかわらずＸ君は結局書道を続けることにした，と述べている点について。

Ｙ：このぐらいの年齢ならそんなことぐらい知っていて当然，みたいなものって期待値高すぎるんじゃないかと思う。この手の誤解に対してもはやつらいとは思わない。「理不尽だなあ」「ああ，またかあ」「わっかんないんだよなあ？？？」はあっても，わかってもらえないのが「つらい」とはならないのは，誤解されるのがデフォルトだと（Yさんが）期待値下げて（諦めて）いるからかも。

○X君が書道教室に通い続けることにした点について，コミュニケーションに失敗し相手から誤解されても自分が我慢すれば物事がまるく収まるという，なんとも気の毒な割り切りによるものであった，と筆者が述べている点について。

Y：習い事の先生に誤解されて険悪になることと稽古を続けるだの辞めるだのっていうのが関係あるのかわからなかった。クラスに溶け込めなくても不登校になるという選択肢が頭になかったんで「むしろ，俺ぜってえ負けねえから」みたいな感じだったためにうっかり小学校に通い続けてしまった僕からすると，辞めるという選択肢が本人の頭にあったのかな？　という気もする。

○成長したX君が高校・大学に進学，就活を経てある小企業に就労するも1年目の終わりに退社を勧告され，最終的には障害者枠である大企業の特例子会社に転職して働いていること，退社勧告のきっかけは，X君がデータ入力作業中に会社にかかってきた電話を受ける（新入社員の義務とされていた）と入力ミスが頻繁に生じるからということであった，と筆者が述べている点について。

Y：タスクの割り込み・中断はメンタルステートに変動が起こる。対人モードはメンタルが上擦る傾向にもってかれる。データ入力に戻るには浮ついた気持ちを落ち着かせるよう，気持ち・注意の切り替えが必要になるが，やっていて結構時間がかかるし，（気持ちの切り替えのために）線香をつけるなど工夫しているが僕も苦労するところである。出社して後ろで話し声が聞こえてるだけで，ミスるとか件数ダウンとか悪影響ありまくる。

○高機能の自閉症スペクトラム障害の高校生の父親である社長が，採用面接で履歴書を手書きしなかったのは紙質が合わないからと答えた就活生を不採用にした際に，「この方たちはこだわりが強く，別の言い方をすれば自分の意見（我）を通そうとしがちで，営業には不向きと思います」と述べていることについて。

Y：営業向きは我がない，無私の人か？　自分でも絶望的に向いていないと思ったので営業と接客のバイトは避けたし，就活でも営業職は避けた。

Y：「私が思うに，この紙にはペンは合わないので印字が適切なので，紙質に合わせた」とも汲み取れば，紙に合わせる気があるなら協調性もなくもないとも見受けられるし，逆に特技の書の腕前をアピールしようと履歴書用の紙を漉いて達筆で書いてきたら，そっちの方が個人的なこだわりが強そうで社会性は怪しいかもしれないと思える。

Y：自分を商品として強みをアピールして売り込むという営業的な観点は，自分すら売り込めない輩にうちの商品売り込めるわきゃない，というのもありそう？　この営業の観点を共有していなければどう答えようと解釈の深さのレベルについて相手との不一致があるだろう。というか，同じ土俵に乗ってない，乗れるところまで発達するのにだいぶ時間がかかるから。

Y：コミュ障はトラブルの元だから排除する，となるとコミュ障はどこに居場所があるのだろうか？

○この就活生について筆者が，上記の学生は正直すぎた，たとえ紙質がペンに合わないのが本当であっても，自分の個人的なこだわりを優先したと口にすることは，面接官の心証をそこなうおそれがあることに思いが至らなかったようだ，自らが高い習字スキルを持っていることを会社業務で生かせることを述べていれば，この社長に「見破られる」ことなく合格となったであろう，と述べたことについて。

Y：自分には素直なんだけど。司法の現場なら裁判官の心証も害するかと。

Y：まんまと採用に至ってコミュ障大発揮した儂の観測範囲では，合格させたら現場の社員は苦労する。健常者コースで入っても，上司や同僚が業務と並行で教育係や介護要員（お守り役，お目付役）を兼務して，新人様にお仕事していただくようお膳立てしてって体制作っても，覚えるまでえらく時間がかかるし，むしろ教育係や介護要員役の方を通常業務させた方が効率よく業務を早く回せる，みたいなことは結構あると思う。となると，予め専属の介護要員やお守り役が用意されている障害者枠の方が当事者様にお仕事していただけるのかもしれない。

Y：切り返し方から読みの深さを測り，期待される深さが得られた人＝覚悟している人と認定するための口頭試問とすると，最適解は一意に定まらない。

第 3 章

教師たちが見た
子どもの「コミュ障」のさまざま

「きこえとことばの教室」通級児の示すエピソード

筆者は2016年３月に東京都の公立小・中学校に勤務する「きこえとことばの教室」担当の教員357名を対象に，「不適切なコミュニケーション」のエピソードを収集する調査を行った。

「きこえとことばの教室」は東京都の93公立小中学校に設置されており（平成29年度），そこにはふだん通常学級で教育を受けている言語障害，聴覚障害，自閉症，学習障害などの子どもたち4000人以上が最大で週一回程度の頻度で通ってくる。

その子どもたちの「不適切コミュニケーション」について合計で85のエピソードが寄せられた。それを分析して驚いたことは２つあった。１つはそのバリエーションの豊富さである。表3-1 に示すように，なんと28種類に分類できたのである。２つめはその分類の中でも「ことばの字義的解釈」が22エピソードとバリエーションの豊富さにもかかわらず多数見出されたことであった。ことばの文字通りの理解が「コミュ障」の代表例のように言われるのは，あながち間違いではないかもしれない。ことばの意味の誤解は気が付きやすいだけかもしれないが。驚きはしなかったが印象的なこととしては，「不適切コミュニケーション」

表3-1 「きこえとことばの教室」通級児について教師があげた不適切コミュニケーション

分類	定義	出現数	推定障害種別
ことばの字義的解釈（文）	ことばを文字通りの意味で理解する	22	自閉症，学習障害，言語障害，難聴
話題管理の失敗（会）	相手と話題を共有し相互的に話し合う	8	自閉症，言語障害
聞き手の状態無視（言）	相手の知識や状況を考慮できない	5	学習障害，言語障害
前提の非共有（文）	会話の前提を共有しないで話す	5	自閉症，学習障害，言語障害
心的語彙の誤用	心の働きや状態の語を誤って使う	5	自閉症，言語障害
疑問詞質問への応答失敗	疑問詞質問の求める情報を提供できない	4	言語障害
不適切な呼びかけ形式（会）	会話中に自他を名指しする際のことばが不適切	3	自閉症
定型化されたことば（言）	他者やメディアのことばをそのまままねる	2	学習障害
不適切な挨拶（文）	時と場所に応じた挨拶ができない	2	自閉症
正直すぎ（文）	相手が気を悪くすることを平気で言う	2	自閉症，言語障害
冗談がわからない（文）	だじゃれや冗談の意味がわからない	2	自閉症
視点取得の失敗（文）	視点の違いに応じたことばを使えない	2	自閉症，言語障害
脈絡のない多弁	たくさん話すが話にまとまりがない	2	言語障害
その他	杓子定規，語の過剰汎用，なれなれしい等	15	自閉症，言語障害，学習障害，難聴

（言）は言語行為の略，（会）は会話の協力の略，（文）は文脈との関連付けの略。これらについては第４章で述べる。

は自閉症の子どもに見られるだけでなく言語障害や学習障害，難聴の子どもにも見られたことがある。また，「不適切コミュニケーション」にはことばの対人的使用の問題だけでなく表3-1 の左列にあるとおりことばの意味の辞書的な知識の問題も２種類だが含まれていた。１種類は心の働きや状態を表す「心的語彙」の誤り，もう１種類は話し手の視点によって同じ事象をことばにする表現（たとえば「行く」と「来る」はどちらも同じ移動を指示する）が異なる「視点取得」である。

以下では，表3-1 に示した不適切コミュニケーションとして教師から寄せられた例の一部をあげていく。複数の子どもに見られた分類のものを示す。

「時計見てごらん」── ことばの字義的解釈

これは難聴の子どもが「きこえとことばの教室」の教師に言われたことばである。「きこえとことばの教室」は個別指導が中心で，子どもたち（低学年では同伴する保護者も）は予約された時間にやってくる。次の予約時間のために早く着いた子どもは学習室には入らないで待合室で待っていなければならない。この難聴児は先客が個人指導を受けている学習室に誤って入ってしまったので，教師が「時計見てごらん」と言った。教師の意図はこの難聴児の指導時間ではないので待合室に戻れということだったが，子どもは「見たけど？」と言ってその場に居続けた。「時計見てごらん」を文字通りの意味で理解したと考えられる。

「そういえば」── 話題管理の失敗

言語障害の子どもが教師に言ったことばである。この子どもが図書室で本を借りてきた。教師がその本のことについて質問すると，本とは別の話題にもっていく。他の場面でもこの子どもの話に対して会話しようとすると「そういえば」といって別の話題に変えてしまうことが多い。

「いじめられた」── 聞き手の状態無視

学習障害の子どもが通常学級の教師に訴えたことばである。この子どもは授業中に，わからないことを隣の席の子どもに聞いた。「後で」と言われてもしつこく聞いたためトラブルになった。本人の言い分は「わからない時には聞きなさい」と言われているので，その通りにしたのに「いじめられた」というものである。

「おいしいんだよ」── 前提の非共有

学習障害の子どもがクラスメイトに言ったことばである。普段から話の背景や説明が抜けがちで，何の話をしているのかが聞き手にはわからない。いきなり自分の言いたい結論部分を話しだし相手を戸惑わせる。突然「おいしいんだよ」と言い出し，何の話か聞きだすと「だから僕はA幼稚園だっていってるじゃん。A会のことだよ」と答える。

「感動しました」── 心的語彙の誤用

自閉症の子どもが通常学級の教室で作文に書いたことばである。東日本大震災の調べ学習で「津波でたくさんの人が亡くなったのを知って僕は感動しました」と書いて，周囲の子どもたちから責められた。

「楽しいから」── 疑問詞質問への応答失敗

言語障害の子どもが教師の，「学校の休み時間はどうして遊ぶのが好きですか？」という質問に「楽しいから」と答えた。「どうして」が様態でなく理由を問う疑問詞であると勘違いしたふしもあるが，遊び方に関する情報は全く提供されていない。教師が重ねて「何して遊んでる？」とたずねると「たまに遊ばない時もある」と，これまた教師の必要としている情報は全く提供されない。

「翔君（仮名）の番です」── 不適切な呼びかけ形式

「きこえとことばの教室」で自閉症の翔君（仮名）と教師が双六をしている時に，教師が「翔君の番だよ」とサイコロを渡した。すると子どもは「翔君の番です」とつぶやいてサイコロを振った。自分のことを名前で呼ぶのは幼い子どものやり方である。

「僕は君の証拠をつかんだ，これがそれさ」── 定型化されたことば

クラスメイトに意地悪された学習障害のある子どものことばである。映像やゲームの中で使われることばをそのまま使う。意地悪をしたクラスメイトに対してこのように返した。「君の証拠」などないし「これ」に該当する事物もない。

「おはようございます」── 不適切な挨拶

「きこえとことばの教室」に主に午前中に通ってきていて「おはようございます」と挨拶していた自閉症の子ども。たまたま午後の通級になった日があったが，「こんにちは」と挨拶できなかった。その後何度も教えたが，やはり挨拶を変えられなかった。

「なんで名前言わないの？」── 正直すぎ

自閉症の子どもが，自己紹介できなくて困っている他の子どもに言ったことばである。「きこえとことばの教室」でグループ活動をしている際に，順番に自己紹介している時のことである。名前さえ言えば自己紹介になるのに，なぜそれをしないのか？　という率直な疑問である。

「ん？　ギョウザの列？」── 冗談がわからない

自閉症の子どもは給食中に突然クイズを出題。あまりに唐突だったが「店の行列があります」と始めた。クラスメイトがふざけて「ん？　ギョウザの列？」と返したら，真顔で「行列って店に並んでる列のことで

す」と言ったので，班の子どもたちはしらけた。

「ことば（の教室）に行きました」── 視点取得の失敗

言語障害の子どもは，自分がすでに「ことばの教室」に来ているにもかかわらず，「学校から家に帰ってからことばに行きました」という。「来ました」という言い換えができない。

脈絡ない多弁

言語障害の子どもは，お話が好きでどんどん話してくるが，脈絡なく自分勝手に話をする。注意されたり，話をさえぎられたりするとカッとなる時がある。

Ｙさんの思い

○先客が個人指導を受けている学習室に誤って入ってしまった難聴児に対して，教師が「時計見てごらん」と言ったことについて。

Ｙ：まどろっこしい婉曲表現。見たらわかるでしょ？　という相手に対する期待値が高すぎる問題。

Ｙ：時計を見るタスクと，文字盤なり数字を読んで今何時か読み取るタスクは別。僕も，「時計どこ？」とかたずねつつ時計を見つけたら「あ，時計があるね」で時計の設置の有無と存在する場合は時計の位置の確認でいっぱいいっぱいで，そこからさらに時刻を読み取り，予約時間を思い出して，予約時間と比較してまだ時間があることに気づき，そこからさらに「いますぐ学習室から出ていけ」というところまで演算して導出するのは７手先を読むようなものなので無理な気がする。「順番だから待合室で待っておれ」とストレートに言ってくれた方が間違えないので親切だと思う。

○「そういえば」といってすぐ別の話題に話を変えてしまう子どもの例に

ついて。

Y：本とは一見別だが本の内容との関連の話題なんじゃないかと。本人の頭の中ではつながっているんだが，他者には本人の頭の中で起きているプロセスが見えていないことをうっかり忘れる（サリーとアンの課題的）わ，どんどん思考が先に行って口が追いつかないわで，ついついいろいろすっ飛ばしてしゃべってしまうアレだなと思う。

○東日本大震災の調べ学習で「津波でたくさんの人が亡くなったのを知って僕は感動しました」と書いて，周囲の子どもたちから責められた事例について。

Y：字義や原義では現代日本の俗人に通じるように同期していない問題。

Y：感動の語に対して現代の日本人が持つニュアンスのネガポジ判断の不一致。

Y：「感動しました」ではなく「やばいと思いました」だったら，教員は国語的にツッコミ入れそうだが，子どもらは責めないだろうな，となるとネガポジ両刀使いが可能な語彙の方が無難（＝非難されない可能性が高い）で便利に使える。

○教師の「学校の休み時間はどうして遊ぶのが好きですか？」という質問に「楽しいから」と答えた後，教師が重ねて「何して遊んでる？」とたずねると「たまに遊ばない時もある」と答えるケースについて。

Y：「どうして＝why」だと思った。休み時間は遊んでないで前の授業の復習や宿題を片づけるのに使えるのに，どうして遊ぶのを好むのか，遊ぶ暇なんてあるのか？　と責められてるかも？→たまに遊ばない時もあるよと，情報提供する筋なら整合性がある。「どうして」の最初の質問に引きずられたら，何して？　も何してんだ？　と怒られていると読み替え可能。

第 4 章

コミュニケーションの成り立ち

1．コミュニケーションの３つの切り口

「コミュ障」は第２章と第３章で見たように非常に多様である。ばらばらといってもよい。これでは「コミュ障」はつまるところいったい何が問題なのか整理がつかなくなってしまう。そこで，ここではいったん多様な「コミュ障」から離れ，そもそも我々が日々行っているコミュニ

表4-1　語用論の３つの主要な概念（Roth & Spekman, 1984 を改変）

言語行為	話すことで何かを行うこと（例　依頼，断言，表現，遂行，約束）。発話が状況において適切であること（適切性条件）が期待される。たとえば「今何時かわかりますか？」は相手が時刻の知識を持っている場合に発される。さらに適切性条件にふれることで間接的言語行為となる。
会話の協力	互いに何かを行い合い，会話を意味のあるものにするための協力。話す番の交替，聞き手の注意の獲得，話題の管理（開始・維持・転換・終了）。会話の原則（質・量・明瞭さ・関連性）に従う。
文脈との関連付け	ことばの表出や理解で，それを取り巻く状況の文脈や会話の文脈と関連付ける。話す際の前提，こそあどなどの直示，旧情報と新情報の区別，前後のことばの結束，丁寧さのコントロール。

ケーションとは，いったいどういう成り立ちになっているかを振り返ってみる。そのうえで「コミュ障」の成り立ちについて見直すことにしたい。第３章の表3-1 の左端の欄の分類名の後に（言），（会），（文）という略号をうってある。これらは正式には「言語行為」，「会話の協力」，「文脈との関連付け」である。この３つは，コミュニケーションの理論である語用論の主要な概念である（表4-1）。

コミュニケーションの成り立ちにはこれら３つの切り口から迫ることができる。１つの会話例をあげよう。場面は羽田空港の国内線の搭乗ゲートの前で，小松空港行きの最終便を待っているところである。会話は金沢大学に勤務していた筆者と筆者の同僚の男性との間で行われた。1999年の秋くらいである。録音もしていないのにこんな昔の会話を覚えているくらい非常に印象に残った。当時筆者は半年ほど週一で東京に通うという生活をしていた。利用するのは飛行機であった（北陸新幹線が金沢まで延伸したのは，そのずっとあと 2015年のことである)。金沢に住んでいた筆者が利用する空港は金沢にはなく，30キロほど離れた小松にあった。羽田から金沢に行くのには小松空港に飛ぶ必要があったが，空路金沢を訪れたことのある人以外で，最寄りの空港が小松空港だということを知っている人は少ない。金沢空港というのがあると思っている人さえいる。羽田で最終便を待っていると同僚に出会うことがしばしばであった。その一人がＣさんだった。Ｃさんをゲート前で見つけた筆者は次のように話しかけた。

１．**筆者**：やあ，出張？
２．**Cさん**：うん，そっちも？
３．**筆者**：ああ。小松からはバス？
４．**Cさん**：（ちょっと間をおいて）いや，空港にクルマおいてあるの。
５．**筆者**：そうか，僕もクルマおいてきたわ。
６．**Cさん**：よかった，よかった。

この会話をまず言語行為という切り口で見てみよう。１は情報要請，２は情報提供と要請，３も情報提供と要請，４は情報提供，５は情報提供，６は表現である。会話はこの後も続いていった（内容は忘れた）のだが，最初の出だしはこのように互いに情報の要請と提供をくり返し，会話の参加者同士のその時点での立ち位置の異同を明らかにしようとすることが多い。

次に会話の協力という切り口で見ると，互いに相手の情報要請に対して情報を提供して会話を意味のあるものにしている。これによって両者は互いの置かれている状況についての認識を共有する。また，筆者もＣさんも小松空港からそれぞれが自宅に帰る手段という話題を継続していっている。なお，３と４の間に通常より長い休止時間があった。このことがこの会話を印象付けるきっかけとなっている。

発話の文脈との関連付けという切り口では，３の「小松」が小松空港のことであり，「バス」が金沢駅行きリムジンバスであることが省略されている。これは筆者と同僚にとって小松空港に到着し，そこから金沢駅に向かうリムジンバスがあることは自明だからである。自明でない人，たとえば空路で金沢に行ったことがない首都圏在住者などには詳しく言わないと伝わらない。４の「空港にクルマ」も空港のパーキング（滑走路でなく）にＣさんの自家用車を停めてきたこと，さらにはＣさんがそれに乗って帰宅することが詳しくは述べられていない。これも３と同様に両者にとって自明だからである。

どのようなものであれコミュニケーションは参加者同士の人間関係を上書きしていく。この会話によって筆者はＣさんとの関係がしばらくギクシャクするようになった。４でＣさんが自家用車を空港に停めてきたこと（したがってＣさんはそれに乗って帰宅すること）を言いよどんだことが，その時は気が付かなかったが，帰りの高速道路を運転中に気になってきたのである。金沢在住で小松空港を経由して東京出張する人の中には自家用車で空港まで行き，そこに駐車しておいて，帰路またそれに乗るという人が少なからずいた。リムジンバスは金沢駅までしか行かず，そこから自宅までバスやタクシーに乗らないといけなくなる。往路も同様である。その点自家用車なら往復ともドアツードアで空港直結と便利である。

そして，ここからがポイントなのだが，リムジンバスに乗る予定だった友人や同僚を見つけると自分のクルマに同乗させて家まで送り届けるというような乗り合いもたまにあったのである。３で筆者はＣさんがリムジンなら自分のクルマに乗せてあげようと思い，質問している。やはり自家用車で帰ろうとしていたＣさんは筆者がリムジンに乗ると思い，同乗させなければならないかと思い，気が進まなかったのではないか。それが長めの休止となり，さらに５で筆者も自家用車であることがわかり（つまり同乗させなくてもよいことがわかり），６の「よかった，よかった」という結末になったのではないか。羽田でこのやりとりをするまではＣさんに対し特に含むところがなかった筆者はしばらく彼との会話を避けるようになった。それまでＣさんとは昼休みの大学のカフェテリアで見つければ互いに同じテーブルにやってきて，一緒に食事をとるような気の置けない関係であった。ところが羽田での会話の後，なぜか筆者はカフェテリアでも彼を避けるようになったのである。

コミュニケーションでは言語行為によって参加者同士がそれぞれの行為を行い，協力し合って会話が成り立つようにし，さらに文脈を利用して（あるいは４のように過剰に想定して）ことば以上の相互解釈を重ね，結果として互いの人間関係を更新していく。そのひとつひとつの切り口をより詳しくみてみよう。

2．言語行為：話し手の意図が聞き手に共有されるとコミュニケーションが生じる

最初に見るのは言語行為である。われわれは，ことばを用いることで

さまざまな意図を互いに伝え合っている。「お醤油とって」というのは依頼の言語行為であり，「君はクビだ」は遂行の言語行為である。このような直接的な表現は自閉症の人にとって理解が容易だが，間接的な表現は理解が難しいことがある。たとえば道を歩きながら「コーヒー飲まない？」というのは「カフェテリアに寄っていこう」という意味で用いられる間接的発話だが，自閉症の成人でこの意味がわかりにくいという人がいる。否定形を文字通りの意味でとったり，話し手がコーヒーを用意していると思ったりするらしい。

１節で示したＣさんとのやりとりで３に込められた筆者の善意は彼には伝わっていない。そういう点ではこのやりとりはディスコミュニケーションに終わっている。Ｃさん側では「よかった，よかった」と終わりにしてよいと思われるが，筆者側では不発のままである。３で筆者が「僕はクルマだから，Ｃさんがバスに乗るつもりなら，乗っていくといいよ」と詳しく自分の意図を述べていれば事態は変わっていたかもしれない。

話し手がコミュニケーションにおいて何を意図しているかが聞き手に理解され，両方で共有の認識となることでコミュニケーションは成立する。そのために話し手も聞き手も種々工夫するのである。工夫の第一は意図が伝わりやすいような適切な発言，すなわち言語行為を企画することにある。第二は，それが失敗した際に言い方を変えて異なる角度から意図が伝わるようにすることである。たとえば次のような電話の会話では母親を電話口に出せという筆者の意図は子どもにはすぐには伝わらない。３は母親の在宅に関する質問の形をとっているが，在宅なら母親と電話で話せるという適切性条件にふれることで間接的に依頼している。

１．**筆者**：もしもし田中さんですか？
２．**子ども**：はい。
３．**筆者**：お母さんいる？
４．**子ども**：うん，いるよ。

5．**筆者**：お母さんに代わって。
6．**子ども**：うん。お母さん。(大声で呼ぶ)

子どもは４で母親の在宅を告げるだけで，筆者の意図は伝わっていない。それで筆者は依頼を直接的に，かつ詳しく言い直す。間接依頼から直接依頼に切り替えることで子どもの理解（６）が促される。３のような間接依頼の理解は６，７歳ころから可能になるとされており，相手が就学前の幼児だと４のように答えるだけで終わる。６，７歳以上の子どもであれば４で「ちょっと待ってね」などと応じたりする。

３．会話の協力：相手の話題に沿って反応しあうことがより幅広い認識の共有を促す

次は会話の協力である。われわれは話し手と聞き手の役割を互いに割り当てあい，聞き手の注意を自分に向けたり，話し手のことばを傾聴する姿勢を示したりし，またこれらの役割を頻繁に交替する。さらに，「京都のお祭りのことだけど」と新たな話題を始める合図を送ったり，話題が変わる場合や終わる場合にはそのことを知らせたりもする。また，質問には答えを返すし，京都の話には「ああ，祇園祭に行ったことがあるよ」と関係のある返事をする。自閉症の人たちは，相手の話に返事をせず無視しているように見えたり，聞き手の注意を得ないで勝手に話し始めたり，断りなしに話題を変えたり，それまでの会話に関係のないことを言ったり，自分ばかり話し続けたりすることがある。

会話の協力は，まずは注意をお互いに向け合うこと，順番に交替して話し合うこと，相手の始めた話題に反応することによって円滑に進んでいく。話題を維持できれば次々と双方の新しい情報が会話に流入し，共通の知識の範囲が広がっていく。話し手は話題を始めたければ自分に聞き手の注意を向ける必要があり，そのために相手に近づいたり，視線

を合わせたり，名前を呼んだり，合図（「あのね」等）を送ったりする。相手の注意が得られたら，話題がなんであるかを明示する的確なことば（例「昨日買ってきたミルクあるでしょ」）を用いて相手の注意を話題の焦点となる物事に向ける必要がある。

次の二つの会話例を比較するとこのような会話の協力がいかに「話がかみ合うこと」に必要かがわかる。最初の会話例は言語性の学習障害がある５歳児とその母親の会話，二つ目は定型発達の４歳児とその母親との会話である。ちなみにこの二人の子どもの言語発達のレベルはほぼ同じであり，別の時間帯に同じ場所で同じおもちゃ（病院の手術場面で使うミニチュアの医療器具）を使って遊んでいる場面である。まず言語性の学習障害のある５歳児の場合である。

1．**５歳児**：注射どれ？
2．**母親**：ちっちゃいよ，探して，ほら探してちっちゃいの。
3．**５歳児**：ナイフ。（ミニチュアのメスを見せて）
4．**母親**：ナイフ？　これメスっていうの，メスって。

ここでは，母親が子どもの話題に反応するのでなく，その注意を新しい事柄に誘導し，新たに何かを意味しよう（２）とし，子どもの質問には直接答えない。命令によってヒントを与え（２），子どもの考えについてより詳しく述べなおすのではなく，先に正解を教えようとする（４）。

次に定型発達の４歳児と母親の会話である。

1．**４歳児**：なにこれ？（医者の人形を見せて）
2．**母親**：お医者さん。
3．**４歳児**：じゃあこれは？（聴診器を見せて）
4．**母親**：これどうやって使うのかな？　これお耳にはめるの？

この母親は，子どもの発言と自分の発言をつなごうとしている。子どもの質問に答え（2）それをより詳しい言い方に置き換えて話す（4）。同じ遊びをしているのに言語性学習障害児の母子の会話はあまりかみ合っておらず，定型発達児の母子の会話はかみ合っている。言語性学習障害児の母親は定型発達児の母の（4）のようなことばかけが特に少ないことがわかっている。これは，言語性学習障害児にことばの遅れがあり，母親がそれを促進しようとして教え込むスタイルや，子どもの話の内容があいまいに思え母親主導で話し合うようにするスタイルによっているのではないかと考えられている。

4．文脈との関連付け：互いの心を想像しながら伝え合うコミュニケーション

最後は言語を状況や会話の文脈と関連付けることである。ことばはその時に話されることと別の，その時には話されない事柄を前提としている。バス通りで大きなスーツケースをひっぱっている相手を見れば「海外旅行に行くの？」とたずねるであろうし，相手が「いまバスに乗ってきたとこ」と返事すれば，空港からのリムジンから降りたばかりだと理解できる。自閉症の人たちはこの関連付けに失敗することがあり，話しかけられた方が戸惑うようなことを口にしたり，相手のことばを状況と関連付けて理解できなかったりする。

状況や会話の文脈と関連付けて自らのことばを言ったり相手のことばを解釈したりすることが私たちのコミュニケーションを豊かなものにしている。「今何時？」という質問に「6時半」とだけ正確な答えを言うようなコミュニケーションと違い，文脈情報をことばと結びつけるコミュニケーションでは「雨降ってるよ」という回答もありうるのである。なぜこれでコミュニケーションが成り立つのか説明すると，この会話は1990年代の後半のどこかで以下のように行われた筆者と筆者の妻とのや

りとりである。季節，曜日と場所ははっきりと覚えている。6月の梅雨時の日曜日の早朝のベッドルームでのことである。当日は朝7時から公園の草抜きをするという町内会行事があった。当時筆者は町内会の役員で，こういう行事には積極的に参加しなければならない立場だった。しかし土日もなく仕事をしていた当時の筆者にとってたまの休みの日曜は貴重だった。それでも行事が気になったのだろう，朝6時半ころ目が覚めた筆者が妻に問いかけるところから始まる。

1．**筆者**：今何時？
2．**妻**：雨降ってるよ。
3．**筆者**：よかったあ，もうちょっと寝てよ。

妻は「6時半」と答えるチョイスもあったが，彼女は草抜きが雨天順延であることを知っており，筆者がそれを心のどこかで期待していることを想像したようで2のように答えた。筆者が喜んだのは言うまでもない。「6時半」と時刻を答えるだけでは夫婦仲にひびが入りかねなかっただろう。それでは草抜きに行かなければと義務感に駆られている筆者を冷たく突き放すようなニュアンスを帯びてしまう。妻には「雨降ってるよ」の他にいくつか発言するチョイスがあった。眠い目をこすって時刻をたずねる筆者の心には，雨天順延になればよいのにという気持ちの他，時間を知りたい気持ち，日曜ぐらいゆっくり寝ていたい気持ち，早く行かないと草抜きが始まってしまうかもという焦り，行くなら顔を洗っていかないとという心構えなど，もろもろがあった。それぞれに応じて「目覚まし時計ないの？」「まだ早いね」「急がなくても大丈夫よ」「目ヤニとらないとね」などいろいろ答え方はあった。しかしやはり「雨降ってるよ」がもっとも関連性が高い情報と結びついているといえよう。

こうした高い関連性を持つ文脈情報と結びつけて話すコミュニケーションは「推論のコミュニケーション」と呼ばれる。それに対して「6時半」と質問の文字通りの意味に沿って答えるコミュニケーションは「コードのコミュニケーション」と呼ばれる。これらは人間のコミュニケーションの２大カテゴリーである。「コードのコミュニケーション」が担う実務的なメッセージのやりとり（例 「８月31日にシングルの禁煙の部屋は空いていますか？」「あいにく予約でいっぱいです」）は日常生活や業務を的確に調整するうえで非常に重要である。教室での授業場面の大半を占めるフォーマルな質疑応答では必須と言える。４歳ころに「心の理論」が成立すると子どもも「推論のコミュニケーション」を行うようになる。それまではことばの文字通りの意味に基づいてやりとりしていると考えられている。

第 5 章

「コミュ障」の成り立ち

1．不適切な言語行為

第４章ではコミュニケーションの成り立ちを３つの切り口で見た。言語行為，会話の協力，文脈との関連付けのそれぞれの概念は，「コミュ障」の成り立ちに迫るうえでも同じように役に立つ。簡単にまとめると表5-1 のとおりとなる。この表は子どもだけでなく大人にも当てはまる。そのことについては最終章に補足的に書くことにする。

表5-1 「コミュ障」の成り立ち

不適切な言語行為	過去の似た場面のことばを芝居のセリフのように言う。この結果としてことばが場面から浮いてしまったり，言いたいこととことばの形式がミスマッチになったりする。
会話の協力の問題	聞き手の注意を得ないまま話す。話題を相手の許可なしに変える。自分ばかり一方的に話す。一度に話す量が多すぎる。
文脈との関連付けに失敗	会話の流れですでに言われていることを再び言う。相手のことばを文字通りの意味で理解する。馬鹿丁寧なことばを使う，あるいは逆に横柄に聞こえる話し方をする。

「誰かお水を運んできてくれるといいんだけどな」

不適切な言語行為の例を２つあげよう。１つは小学校３年生の女児Dさん，もう１つは小学校５年生の男児X君（第１章で紹介した）である。二人ともアスペルガー症候群と診断されていた。自閉症児のことばは往々にして別の場面で別の人物が用いれば完璧なものだとしても，また，どれだけ表現が洗練されていたとしても，ちぐはぐさが付きまとう。多様なメッセージをそれぞれ異なる言い回しで伝えるなどの伝達レパートリーの分化，ことばの洗練は必ずしも問題の解決にはつながらない。彼らの「コミュ障」＝語用障害の根深さを，間接発話によるコミュニケーションの観察例で示そう。

Dさんの発言は「誰かお水を運んできてくれるといいんだけどな」という，間接的な依頼表現であった。この表現自体には問題はない。問題はこのことばを短時間に数回繰り返したことである。Dさんは休日の昼下がりに同じ障害のある小学生の仲間３人とともに公園の砂場で遊んでいた。彼女らは20メートルばかり離れた水道から洗面器やじょうろで水を運んできては，砂場に作った池や川に流し込んではしゃいでいた。彼女は池と川の補修に専念したかったらしく，「誰かお水を運んできてくれるといいんだけどな」とその場にいた大人たちにも聞こえるくらいの声で数回言った。ただし，彼女はスコップで砂をいじりながら下を向いたままなので，視線や声の方向が誰に向いているのか読み取ることは難しかった。ふだんの彼女は相手を見て話すことが普通だったから，砂いじりに忙しかったのかもしれないが，筆者はその物言いとしぐさになんとはないわざとらしさを感じた。口調がその都度ほとんど変わらなかったこともあって，役者が芝居のセリフを練習しているような印象が残った。

他の仲間はそれぞれの作業に打ち込んでいた。その時たまたま彼女らとは無関係の６歳，４歳の定型発達の兄弟がそばで遊んでいた。兄は彼女が話すたびにチラッと目をやっては怪訝な顔つきをしていた。弟も兄と同じように彼女の方を気にしていたが，とうとう何度目かで腰をあげて水を汲みに行き，洗面器で砂場まで運んできた。彼女はとても喜んだ。このエピソードは，彼女の間接発話の巧みさとそれにもかかわらず付きまとい続けている問題とを同時に示していて興味深い。彼女の芝居じみたセリフに引っかかるのは４歳児か親切過ぎる大人ぐらいである。６歳児にはたぶん奇妙に見えたであろう。

この問題は３年前にさかのぼり幼稚園年長時代から続いている。その頃の彼女のクラスメイトたちへの話しかけは，至近距離からですら誰の反応も引き出さないことがよくあり，事情を知らない者にはイジメと映りかねないような問題が生じていた。当時の彼女のやり方は今回よりももっと直接的で奇妙——たとえば「トランポリンしていいよ」と呼びかけた後で突然げらげら笑う——であったから，３年生になった彼女はより洗練された表現法を身につけてきているといえる。しかし適切に聞き手の反応を得ることには問題があるのみならず，相手によっては誤解や反発も招きかねない。確かにＤさんは，婉曲性の高い間接発話を無視する聞き手はサービスする気が乏しく，その気にさせるには別の対策が必要なこと，同じ間接発話の機械的反復は相手に不快感を与えかねないことなどを学ぶ必要がある。もし砂場で誰かが怒り出したら，筆者もその相手と彼女それぞれに助言しただろうが，４歳児が反応したのでことは収まった。

「あんた誰？」は「攻撃を止めてくれ」の意

「コミュ障」の場合，自分の意図を伝える時に，それにふさわしい言語形式をとらないということがしばしばあり，そのため相手に奇妙な印象を与えたり，意図を伝えられなかったりする。次に示す，前述のＸ君の11歳時点の言語使用はその典型例である。きわめてまれであったが，Ｘ君のことばには明らかに伝えるべき意図にマッチして選択されていないものがあった。なかでも筆者自身が驚いたのは次のような例である。

同級生（第11章で詳しく紹介する）とボールプールの中でふざけあい，

互いにボールをぶつけあったり，押さえつけあったり，首をしめあったりしている途中でX君は次のように話した。この時同級生はふざけ楽しんでいるように見えたが，X君はそれをやめたがっているように見えた。ふざけあいをやめたがり「勘弁してくれよ」とX君が半ベソをかいていた直後のことである。

1．**同級生**：Xじゃんけんしよう。
2．**X**：あんた誰？
3．**同級生**：おれ，X。
4．**X**：じゃあ，おれXっていうの？
5．**同級生**：ああん？
6．**X**：じゃあなんでXって呼んだの？
7．**同級生**：はあ？　何，ばかじゃねえの。

1週間後にこの場面のビデオテープを見せて一人ずつインタビューしたところ，友人はX君の下線部の発話をふざけていっているものと考え，自分も応じてふざけてXと名乗ったと答えた。ところが，X君の真意は自分を押さえつけたりボールを投げつけたりするのを友人にやめてほしいというものであった。

驚いた筆者が，筆者が友人の立場でX君にボールをぶつけたとして，それをやめてもらいたい時はなんと言うのかたずねると，X君は「お名前はっていいます」と応えた。相手によって丁寧さは変わるものの，既知の相手の名前を聞くことでふざけあいの中止を求める点は2つの発話に共通である。この由来がわからない。X君もどこで覚えたか「忘れた」と言っていた。おそらくコミック本の類と思われる。X君は，ときおり見られた奇妙な発話の出所がコミックのどの巻かを覚えていることがあった。たとえば，同じ日に上記と類似場面で相手からの攻撃をやめさせるために「今日はこれくらいにしてやる」と，争いで優勢に立っている側が口にする捨て台詞を，劣勢に立っていたX君が口にしたことがあった。これを彼が覚えたのは少年マンガ誌とのことであった。幼児が「おかえり」と「ただいま」を逆の立場で言うなどの誤りに似ている。

保護者や担任教師も，ふだんのX君の話しぶりからは彼の中にこういう不思議な問題が潜んでいることは気づいていなかった。ごく普通に会話しているようにしか見えないのである。しかし，このエピソードの存在は，彼の日常言語使用に，実はそれとは気づかない，周囲との間での伝達意図の表出と理解上の微妙なずれが広がっている可能性を示唆する。

なお，X君の母親は彼が小学5年でアスペルガー症候群と診断されたのちも，「Xのどこが自閉症なのかわからない」と述べていた。それはX君の弟が知的障害を持つ自閉症で，自閉症のことばの代名詞ともいうべき遅延反響言語を頻発していたからである。自閉症とは弟のような状態をいうのであり，普通に話しているように見えたX君はとても自閉症とは思えなかったそうである。しかし上記の「あんた誰？」のエピソードを聞いた母親は「これで納得がいきました」と述べた。弟が示すような語用障害がX君にもあることを知ったからである。

2．会話の協力の問題

「テレビ見たいから聞いてないんやろ」―「聞いとるよ‼」

以下は聞き手として話し手に十分な傾聴態度を示さなかった例である。11歳時点で，居間のテレビでアニメを見ている時に出てきた「しがない」ということばの意味をX君が母親に聞いた。説明している母親に対するX君の態度は，テレビに熱中するあまり，視線をほとんど母親に向けておらず，ほめられたものではなかった。母親とX君の距離は1メートルほどであった。

X：（テレビを見ている）

母：わかってないんやろ，見たいんやろ，これ。
X：ん？（テレビを見ながら）
母：テレビ見たいんや。だから聞いてないんやろ。
X：（母を見て怒り大声で）「聞いとるよ！」（テレビと母のあたりを見る）
母：だったら，しがない占い師ってどういう意味やった？
X：（母を見て）というわけで，貧乏，たりない，たりない占い師。（テレビを見る）
母：あはは，たりない占い師じゃない，とるにたりない，つまらないってこと。

母親の「聞いてないんやろ」にはさまざまな心が込められていると想定できた。X君が文字通り「聞いていない」＝聴覚刺激を受容していないのではないかという疑念，母親のことばが聞こえているはずなのに，ずっとテレビに熱中しているX君の母親を無視したような態度への苛立ち，自分の説明にX君が関心を示していないように見えることへの不満などなどである。これは会話の協力がX君側で十分でないために生じている。母親が話しかけていても生返事にしか聞こえないような「ん？」で終わらせている。視線はテレビにくぎ付けで説明している母親をめったに見なかった。自閉症の学齢児では，聞き手として誠実に話し手に応じているということを示さないことがある。それが誤解を生みだす。母親も誤解しX君を非難する。X君は事実「というわけで貧乏な占い師」と答えていることからもわかる通り「聞いている」ので，「聞いとるよ！」と怒りだす。母親が求めているのが聞き手としてふさわしい態度であること（相手を見るとか，何かそれなりの返事をすること等）はX君には伝わっていないし，X君もそれが会話で重要なことであるとは考えていないようにさえ見える。

このエピソードには後日談がある。5年たって16歳になったX君は母親とこの場面のビデオを見て振り返った。X君にとって5年前の自らの姿は，「ぜんぜん人の話聞いてない」で態度の悪いものに映った。X君の記憶には，そのころから「人の話を聞く時は目を合わせるように」という母親の指示が強く残っていたとのことであった。その指示が効きすぎたのか，母親が当時このビデオを筆者と詳しく分析した際に筆者から「率直に，非難せず，たんたんと目を見て話を聞くようにX君に求める」ようアドバイスされたエピソードを語り出すと，X君は過剰に母親をにらみつけるように見続けてしまい，「そんな怖い顔して見んといてよ」と言われてしまった。11歳から16歳にかけてX君のコミュニケーション能力は成長を遂げていたが，会話中の視線の配分の仕方についてはなかなか臨機応変にふるまうことができないようである。

なお，最近の研究（Hadjikhani et al., 2018）によると，自閉症の青年たちに，無理に相手の目を見るようにさせると，彼らの脳の扁桃体（情動的な出来事，ことに恐怖や嫌悪に関連付けられる記憶の形成と貯蔵を行う組織）の過剰な活性化をもたらすことがわかっている。この研究からも自閉症の人は視線を合わせるのが苦痛となる可能性が示唆される。

「先生，何も起こらない」

E君は小学校４年生の男子。自分でホームページを立ち上げ，かわいがっている猫の写真をアップしたり，サイトの訪問者数に一喜一憂したりする利発な子どもであった。IQは140ほどあった。そんな彼が当事者の小集団活動の場面で放ったことばである。この小集団活動は10人程度の小・中学生が参加し，月に二回行われていた。全員自閉症で知的障害はない。ある時「フリーマーケット屋さんごっこ」が行われた。子どもたちの人気の活動メニューのひとつで，年に数回行われていた。子どもたちがそれぞれの店を出す。品物はいらなくなったゲームやフィギュア，漫画などである。それに子どもたちが好きな値段をつけ，実際に売り買いする。問題はフリーマーケットの開店の合図のところで起こった。取り組み始めてから数回は支援者である大人が「じゃあ，始めましょう」と開始を告げていた。

ある時，そろそろ子どもたちが自分で活動をマネージできるようにという考えから，大人が黙って見ていた。誰も何も言わず開店の合図もないまま１分近い沈黙が過ぎた後，この男の子が，席を離れて大人のそばに来て，誰を見るでもなく大きな声で「スリーツーワンゴー，スタート！」と叫んだ。しかし誰も反応しなかった。定型発達では考えられないことだが，自閉症の子どもたちはこの男の子が叫んだ時の聞き手がもしかすると自分たちかもしれないとは思わなかったようであった。男の子は筆者に近づき「先生，何も起こらない」とがっかりした様子で言いに来た。この表現は自閉症の子どもがコミュニケーションのプロセスや話し手と聞き手の関係をどうとらえているかを示唆するもので，興味深い。コミュニケーションは話し手の意図が表出され，聞き手がそれを理解し共有することで成立するはずだが，「何も起こらない」のは意図の共有がなされていないからだということに思い至らないようである。また，意図の共有を実現するためには聞き手の注意を獲得しみずからのことばに耳を傾けてもらわなければならないという認識が欠けているようにも見える。

この時は筆者が「Ｅ君，みんな君の言ったことを聞いてくれてた？」とたずねると「わからない」と答えた。「みんなに聞いてもらわないと，伝わらないよ」と筆者が言うと，彼は他の子どもたちの方に向き直って「皆さん聞いてください。スリーツーワンゴー，スタート！」ともう一度叫んだ。今度はみんなが一斉に開店して売り買いを始めたことはいうまでもない。

３．文脈との関連付けの失敗

「母に聞いてみないと」

先に挙げたＸ君が高校２年生の時に次のようなことがあった。状況に関連付けた適切なことばのチョイス（この場合は，社会的地位関係に応じた丁寧さのコントロール）の見事な失敗例である。これは筆者が直接観察した会話ではなく，本人及び奇妙な会話の相手となった，自閉症の小学生を持つ中年女性，及びそれについて本人と話し合った母親の述べるところによっているため，正確さに欠けるかもしれない。

自閉症の小・中学生のグループ活動のクリスマスの催しで，子どもたちが思い思いにフリーマーケット風の店を開いた。各自の家庭にある不用な品物に値段をつけて互いに売り買いするのである。高校生のＸ君は兄貴分として彼らの面倒をみる傍ら，品物が売れないのは可哀そうだと思ったとのことで，相当量の買い物をしたらしい。帰る時間になり，買い込んだ多数の品物を持ちあぐねている様子の彼をみかねた，参加していた子どもたちの母親の一人が「この袋使えば」とスーパーの使用済みレジ袋を差し出した。彼は「いいです，いいです」と断り，「いいのよ。あいてる袋だから使って」と言われても固辞し続け，最後になんとこういったという。「母に聞いてみないと」。

彼の母親は「これって，すごいマザコンみたいよねえ。私がメチャうるさい母親みたいよねえ」と笑い話にして，次のような後日談を語った。家で母親が「もらっとけばいいのに，どうして断ったの？」とたずねると，「だって○○君のお母さん（レジ袋を与えようとした女性）は他人だし，他人からものをもらってはいけない」と答えたという。どう考えても使い古しのレジ袋ひとつもらうのに「母に聞いてみる」必要はないし，断りの表現としてもあまりに大仰である。何万円もするような貴重品をくれるというなら「母に聞いてみる」のはありかもしれない。この場合，断りのことばと関連付ける文脈の要素は，話し手と聞き手との社会的な地位関係である。レジ袋をあげるといった女性はＸ君の母親とも知り合いだし，Ｘ君の知っている子どもの母親でもあり，見知らぬ他人ではなく，さほど丁寧に返事する必要はない。また，丁寧さは提供される物品の価値によっても左右される（高価なものは贈与者の地位を上げ，受領者の負担を増やす）が，この場合提供されるのは使用済みのレジ袋であって高価な品物ではないので，やはり丁寧さはさほど要求されない。断り方の丁寧さの度合いが，相手との社会的地位関係や贈答される品物の価値とフィットしていないから奇妙なのである。

ことばを関連付ける文脈の要素は他にも多数ある。社会的地位関係だけでなく，会話者と指示物との空間的・時間的な距離関係，会話中の情報の新旧関係，個人特有のあるいは共同体共有の世界観や社会的知識，話し手が発話の際に想定している事柄などである。自閉症の子どもはこれらとことばとの関連付けにしばしば失敗する。次に示すのは会話における新情報と旧情報の対比における問題である。

「それ，お医者さんだよ」

先にあげたＤさんが６歳の時の話である。Ｄさんは４歳の時にアスペルガー症候群と診断されていた。しかし年長クラスになった時点では幼稚園のどの母親からも「障害があるといっても信じられない」と言われるほどおしゃまな子どもであった。多くはないが友達もいて，特に仲良しがＦさんとＧさんの二人の女児であった。筆者はこの三人での遊びの様子を一時間ほど観察した。ボールプールに代わる代わる飛び込んだり，直径１メートルほどのトンネルを何度もくぐったり，トランポリンの上で一緒に揺れていたりなど，遊びは楽しく進行しているように見えた。しかし，撮影したビデオを詳しく分析するとＤさんから友達に伝えたことが伝わっていなかったり，逆に友達がＤさんに伝えたことが伝わっていなかったりすることが，１時間に数十回起きていた。次の例はそのひとつである。

トランポリンから降りたＦさんがお医者さんごっこのおもちゃを見つけ，それをもってＤさんの近くにやってきた。赤十字のマークのついた白いカバンの中に，注射器，聴診器，薬袋などが入っている。

1．Ｆ：(Ｄさんの肩をたたき）Ｄほら，お医者さんごっこ。(お医者さんごっこのカバンを床に広げる)

2. D：(F さんを振り返る)
3. G：あ，G も。(トランポリンから降りる)
4. D：(G さんと入れ替わりでトランポリンに乗る)
5. G：(胸を押さえながら苦しそうな口調で) すみません。(F さんに近づく)
6. F：(箱がうまく開かず) あれ？
7. G：こっち (箱を開けるのを手伝い) G，お医者さん，なんか。(大きな聴診器を取る)
8. F：(小振りの聴診器のような物をとり) これ何や？
9. G：それ知らない。
10. D：(トランポリンの上から指さして) それ，F が持ってるのそれ，お医者さんやよ，F が持ってるの。
11. F：(一瞬きょとんとして G さんと顔を見合わせる)
12. F：(聴診器を耳につけ) はいお医者さん，G さんどうしたんですか？

この後F さんとG さんは診察場面の再現に移っていく。それに対してD さんは注意を引こうと「トランポリン乗っていいよ」とか「トンネル」とか言い，それを邪魔に思ったF さんから「シー！」と黙るように命令されて引き下がってしまった。

1と7でF さんとG さんは今手にしているおもちゃが「お医者さん」であることは共通理解になっている。8でF さんが取り上げた器具も「お医者さん」であることは，この二人には自明である。そのうえで名前がわからないと言っているのである。にもかかわらず，D さんは二人にとって自明の事柄，つまり名前のわからない医療器具が「お医者さん」であると伝えたのだ。当然ながら，F さんとG さんは驚いたように一瞬動きを止め，顔を見合わせた。二人にとってD さんの 10 は全く意味をなさないコメントだったのである。コミュニケーションでは常に述べられた新しい情報が古い情報（つまり参加者にとって共通認識となった旧情報）となり，次々と新しい情報が付け加えられる。古い情報をわざと反復するのは，冗談やからかい，あるいは話すこと自体の楽しみのためである。Dさんの10は旧情報で新情報ではなかったので，FさんとGさんはそこに新しい意味を見出せなかった。そうして，この二人は，まるでDさんの10が話されなかったかのように無視し，12に進むのであった。

「この小鳥動くよ，これ」

Dさんはそもそも友達のことばを聞いた時に，ことばにはされていないこともコミュニケーションでは推察して反応するものだということすら理解していないように見えた。ことばの口調にあらわされた話し手（この場合はFさん）の感情の読み取りに根本的な欠陥があるように見える。

以下は，三人が筆者の大学のプレイルームにやってきて遊び始めてすぐの出来事である。当時Dさんは定期的に大学を訪れており，プレイルームの様子も熟知していた。プレイルームは研究用のため，遊んでいる子どもたちの行動観察と記録ができるように，複数のビデオカメラが設けられていた。筆者や学生はプレイルームの隣の観察室に入り，マジックミラー越しに観察すると同時に，ビデオカメラを上下左右に動かしたり，ズームしたり広角にしたりする操作卓を通じて行動が録画されるようにしていた。したがって子どもが遊んでいる最中にビデオカメラがモーター音を立てて動くということは珍しくなかった。壁から数十センチ突き出たカメラ本体が回転するのだから気づかない方がおかしい。とはいっても，これは2000年頃の話で，当時のカメラと現在普及しているビデオカメラとは全く異なっている。現在のカメラは超小型で壁からさほど飛び出ておらず，回転しても音もなく，動き自体が見えないようにブラックのアクリルで覆われている。当時のカメラが動いたのを目ざとく見つけたFさんが次のように発言した。Fさんはカメラの真下にあるボールプールのふちに座っており，Dさんはその隣でふちに立っていた。なお，ビデオカメラはごつごつした金属でできており，プレイルームの雰囲気にそぐわないので，鴨の形をした布のカバーをかけてレンズだけ顔をのぞかせるようにされていた。以下でＤさんとＦさんが「小鳥」と言っているのはこのカバーのことである。

1．F：(ビデオカメラを見上げ指さして，うれしそうな表情で，驚いたような大声で叫ぶように）あ，動いた！
2．D：(カメラを見つめ，ついでちらっと左下のＦさんよりに眼を動かし，冷静な調子で）小鳥動くよ，これ。
3．F：(うれしそうな表情は消え，しらけた表情になった後，気を取り直すかのようににこやかに，歌うように）あーそーぼ，小鳥さん。
4．D：(うれしそうに叫びながらボールプールに飛び込む)
5．F：(再びしらけた表情になりカメラを見つめる)

Ｆさんは初めてカメラが動くところを目撃しさぞ驚いたことだろう。1のことばには，自らの驚きをＤさんに共有してもらいたいという要請も含まれていたものと思われる。ところが，Ｄさんの2は共感どころか，正しい，しかしわかりきった事実を再確認するだけに終わる。共感要請が不発に終わったＦさんはがっかりしてしまうが，それでも気を取り直しＤさんとの遊びの共有に再挑戦する。3のことばは，小鳥とたわむれるという想像遊びの世界にＤをいざなうものだが，伝わったのは「楽しさ」だけで，4のＤさんの行動は3のことばとは全くつながりがない。ボールプールに飛び込むという動作は，この会話の直前までＤさんと友達がともに声をあげながら繰り返していた楽しい遊びであった。Ｄさんなりに一緒に楽しんでいるものと思われるが，Ｆさんにはほとんど無意味である。

Ｄさんは小学校の高学年で女児集団の複雑な人間模様をうまく処理できず不適応を起こしてしまった。幸いこうしたトラブルを理由にした転校の仕組みができていたので，別の小学校へ移り人間関係をリセット（というより撤退）した。友達を失ったＤさんに筆者が女子大学生たちとのお出かけを提案したところ，「大井先生へ，学生さんたちの『たち』とは，いったい何人来るということですか？」という，警戒心をあらわにしたメールが返ってきた。彼女は，その後理系の大学に進み，就活を経て一般企業の技術職として仕事を続けている。

Ｙさんの思い

○お医者さんのエピソードで幼稚園児Ｄさんが友人二人にとって名前のわからない医療器具が「お医者さんだよ」と自明のことばを口にしたことについて。

Ｙ：大人が「聴診器」と道具の名称を教えることはないかも。せいぜい，お医者さんのだね。とか。となると，聴診器＝「お医者さん」と記憶しても不自然ではない（筆者注：このコメントからはＹさんがＤさんの発言の何が問題かに気付いていないことがうかがえる）。

第 6 章

意外に見つけにくい「コミュ障」

字義的解釈の場合

1.「僕もおなか減ったなあ」

「コミュ障」というと，話し聞くことすべてにおいてそれが現れるという誤解がある。実は「コミュ障」を把握するのは意外にやっかいである。第2章で述べた「コミュ障」の代表選手である「ことばの意味の文字通りの理解」（字義的解釈）にしても，同じ一人の子どもでことばを聞くたびにいつもそれが現れるというわけではない。どれぐらいの割合で出現するかは実はわかっていない。字義的解釈の実態を手際よくつかまえ，それがどの程度起こっているかを把握する試みを筆者の研究室では行ってきた。2つ研究を紹介しよう。

第一の研究は，田口（旧姓，矢田）と筆者らによる，「間接依頼」，「遠回しの非難」，「嫌味」の理解に関する研究である（矢田・大井，2009；田口・大井・高橋，2010）。2009年から2010年にかけて行われた。対象となったのは8歳から15歳までの自閉症児20名，7歳から16歳までの定型発達児20名である。両群はPVT-R 絵画語い発達検査（日本文化科学社）の粗点でマッチされていた。課題は，図6-1 のような漫画を見せて，まず「じろうくんがほんとうにいいたいことをほかのことばでいってください」と聞き，それに回答がないかうまく答えられない場合

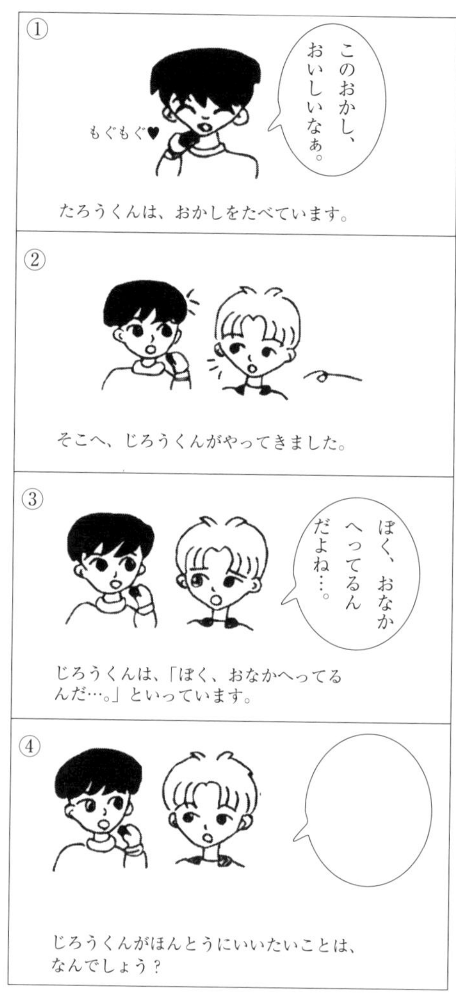
①
このおかし、おいしいなぁ。
もぐもぐ♥
たろうくんは、おかしをたべています。
②
そこへ、じろうくんがやってきました。
③
ぼく、おなかへってるんだよね…。
じろうくんは、「ぼく、おなかへってるんだ…。」といっています。
④
じろうくんがほんとうにいいたいことは、なんでしょう？

じろうくんがほんとうにいいたいことを，ほかのことばでいってください。

図6-1　間接依頼課題の一例（矢田・大井，2009）

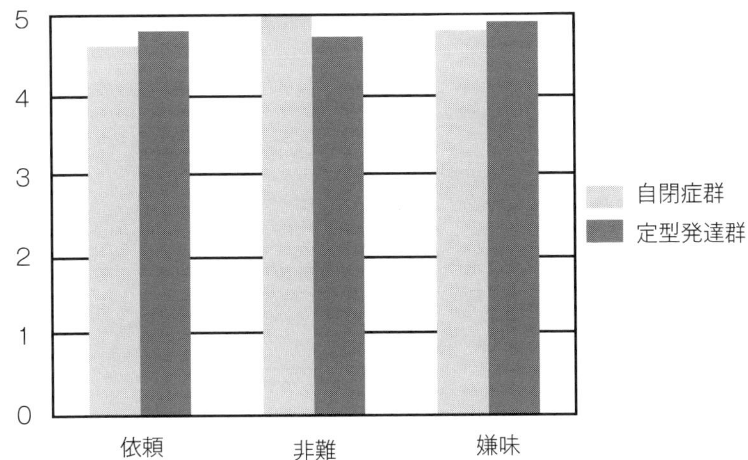

図6-2　選択肢による回答は自閉症群（淡色）と定型発達群（濃色）とで差がない。縦軸は平均正答数，横軸は左から依頼，非難，嫌味（矢田・大井，2009）

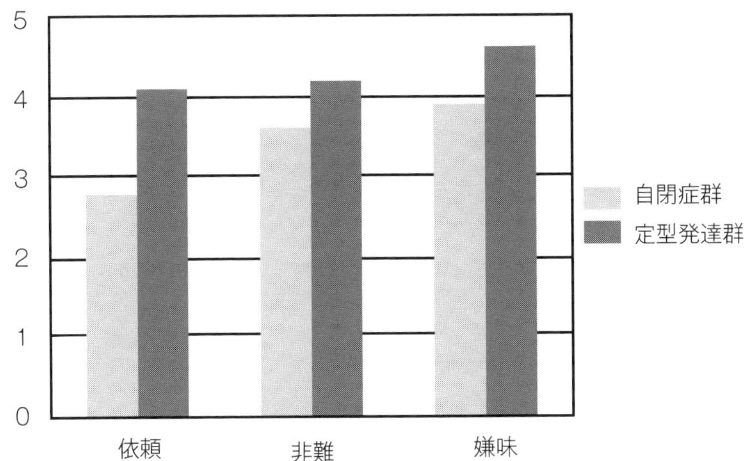

図6-3　「次郎君が本当に言いたいことを他の言葉で言ってください」に対する回答では自閉症群（淡色）は定型発達群（濃色）よりも統計的に有意に平均正答数が低い。縦軸は平均正答数（矢田・大井，2009）

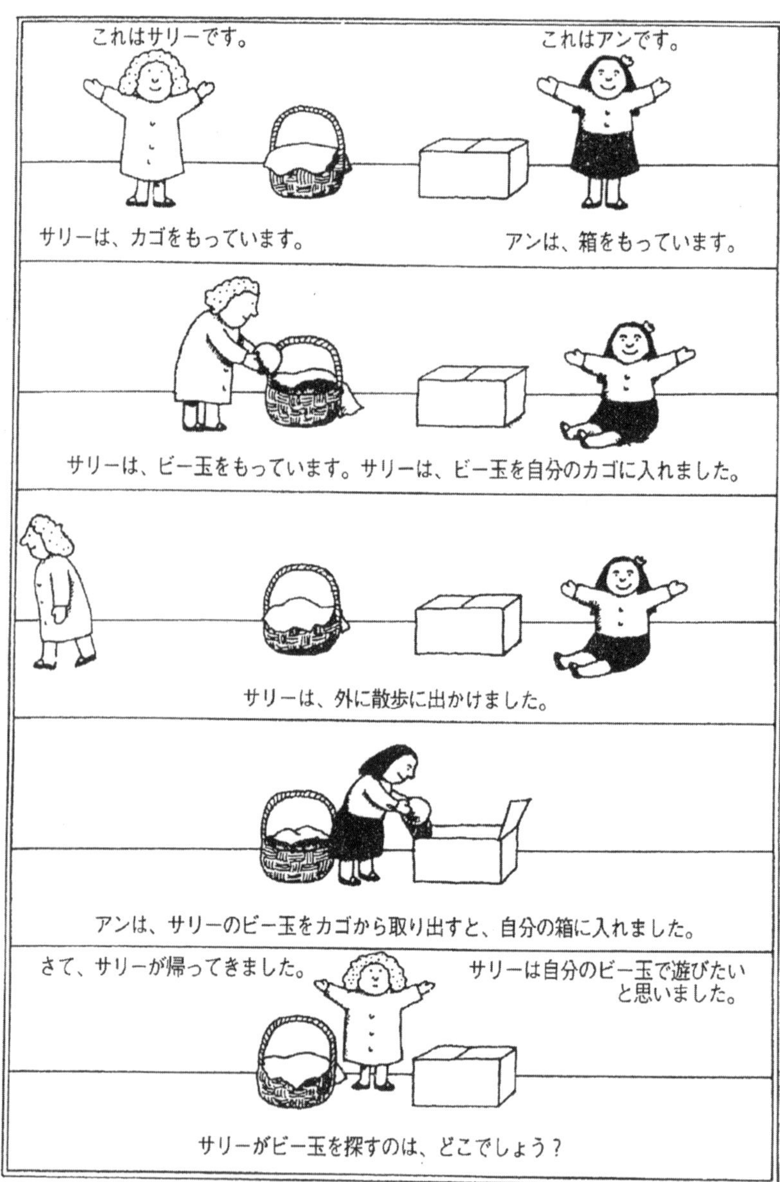

図6-4　第一次水準の心の理論能力を測るサリーとアン課題
（Frith, 2003／冨田・清水・鈴木訳, 2009より）

は「つぎの３つからどれがあてはまるかえらんでください。１．ぼくにもおかしちょうだい，２．ぼくはおなかが減っている，３．たろう君はお菓子を食べている」というように３択で回答してもらう。ほかのことばでうまく回答できた場合は選択肢回答も正解であったとみなして結果をまとめた。「間接依頼」，「遠回しの非難」，「嫌味」はそれぞれ５問ずつであった。「遠回しの非難」の例としては，太郎と次郎の二人が太郎の部屋で遊んでいて，次郎が片づけないまま帰ろうとするのを，太郎が「このままかえるの？」と言うなどがある。「嫌味」の例としては，太郎の部屋がちらかっている時にお母さんが「部屋をきれいにしているわね」と言うなどがある。

それぞれの問題に対し選択肢で答える場合は図6-2 に示すように，意外にも自閉症群と定型発達群とで平均正答数に差がなかった。これは従来の自閉症児はことばを文字通りの意味で理解するという字義的解釈説とは矛盾する。ただ，それぞれの問題について「じろうくんがほんとうにいいたいことを，ほかのことばでいってください」と問いかけた場合の口頭の回答は，図6-3 のように自閉症群は定型発達群よりも統計的に有意に劣っていた。これはことばの字義的解釈説とマッチするが，この質問に対して答える能力はコミュニケーション能力というより，他者の心を想像する「心の理論」の能力である。他者がどのように思っているか答えなさいというような課題は，国語のテストでしか出てこない。日常コミュニケーションではありえない状況である。すでに知られているように，自他の心を読む能力を測る「心の理論」について種々のテスト課題がつくられている。その中でも有名なのが，４歳レベルで達成される第一次水準の誤信念課題である「サリーとアン課題」（図6-4）だ。サリーがかごに入れたビー玉を，アンがサリーのいない間に箱に入れてしまう。戻ってきたサリーは，かごと箱のどちらにビー玉が入っていると考えるかを推測する。当然だが「かご」と答えるのが正解である。サリーの頭の中には「ビー玉がかごに入っている」という誤った信念があるというわけである。

心の理論とコミュニケーション能力の関係を研究したハッペ（Happé, F.G.E.）は，自閉症児では第一次水準の誤信念課題をパスするのが，言語的な精神年齢が10歳になる頃とし，この課題をパスしないと比喩などの非字義言語を理解できないとしている。

ちなみに誤信念課題には第二次水準が設定されていて「アイスクリーム屋さん課題」が有名である。藤野博は同様の「焼き芋屋さんの課題」の達成が小学校２年生頃であることを示している。非字義言語理解との関係でいうと，ハッペは第二次水準の誤信念課題をパスしないと皮肉の理解が困難としている。矢田・大井の研究では，定型発達児では心の理論課題の成績が依頼・非難・嫌味の理解（この場合は選択肢でなく口頭での回答）に関連しないこと，一方，自閉症児では第二次水準の誤信念課題をパスできた子どもはパスできなかった子どもよりもこれら非字義言語課題の正答数が多いことがわかっている（矢田・大井，2009）。自閉症児は他者の心について考える時に定型発達児のように自動的に行っているのでなく，意識して手動的に行っているものと思われる。選択肢回答については図6-2 からわかるように自閉症児も定型発達児も正答数がほぼ満点であり，心の理論の達成は無関連であることが推定できる。

矢田・大井の研究で浮かんできた疑問は，漫画という刺激条件が自閉症児にとってやさしすぎたのではないかということであった。漫画はコミュニケーションが１コマ１コマに分解されており文脈とことばの関連を考えやすくしていた可能性があった。そこで田口・大井・高橋は，さまざまに異なる条件で間接依頼・遠回しの非難・嫌味の理解を測定してみた（田口・大井・高橋，2010）。条件としては，４コマ漫画条件の他に長い文章条件，ビデオ条件それに実践条件が用意された。

長い文章条件は４コマ漫画の内容を文章化したもの，ビデオ条件はさらにその内容を二人の演技者に実演してもらったビデオを見せるものである。実践条件は，対象児が大人から直接ことばを投げかけられるものとした。倫理的な問題から，実践条件は間接依頼のみとし，遠回しな非難と嫌味は外した。使った課題は矢田・大井のものとは変えてある。

結果は，これも意外で，4コマ漫画は言うに及ばず，文章条件でも，またなんとビデオ条件でも，選択肢回答の場合は自閉症児群と定型発達児群とで理解に差がなかった。さらに，課題を変えたせいか，「次郎君が本当に言いたいことを他の言葉でいってください」という課題についても両群に差がなかった。しかし，なによりも顕著な群差は，間接依頼

表6-1　間接依頼課題（実践条件）の反応の分類（田口・大井・高橋，2010）

反応	定義	反応例
間接依頼を受け入れる反応	実験者の意図を汲み取り，適切な行動をすること。	実験者：「お腹減ったなぁ」→対象児：「食べる？」と言う。 実験者にお菓子を渡す。
間接依頼を受け入れない反応	実験者の意図とは違う行動をすること。字義的な発言，無視する，「わからない」などの無反応	実験者：「お腹減ったなぁ」→対象児：「僕はお腹減ってない」 実験者の言葉に何もしゃべらない。 実験者を見るだけ。

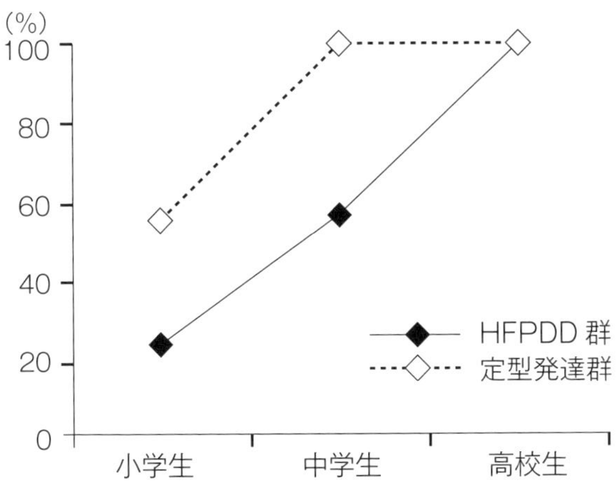

図6-5　大人からの直接向けられた間接依頼を子どもが受け入れた割合，すなわち間接依頼を理解した割合の年齢による変化（田口・大井・高橋，2010）
HFPDD は High Functioning Pervasive Developmental Disorders（高機能広汎性発達障害），DSM-Ⅳまで使われていた自閉症スペクトラム障害に該当する診断名。

の実践条件で現れた。課題は４通りある。以下のとおりである。

課題１．お菓子を対象児だけに渡す。お菓子を食べている対象児を見ながら，実験者が「私もお腹減ったなぁ」と言い，反応をうかがう。

課題２．実験者がジュースのフタを開けようとするが，フタが硬くて開かない様子を対象児に見せる。対象児に，「ねえ，あなたは力が強い？」と言い，反応をうかがう。

課題３．実験者が飲もうとしたジュースをわざとこぼす。対象児の側にあるティッシュを見ながら，「ティッシュがあればいいなぁ」と言い，反応をうかがう。

課題４．実験者が対象児にプリンを差し出し，一緒に食べようとするが，実験者にだけスプーンがない。対象児の側にあるスプーン箱を見ながら，「あなたの側にあるのは，スプーン？」と言い，反応をうかがう。

これら４つの間接依頼課題に対する子どもの反応を，表6-1 のように「間接依頼を受け入れる反応」と「間接依頼を受け入れない反応」に２分割した。この結果，自閉症児群は定型発達児群に比べて「間接依頼を受け入れない反応」が統計的に有意に多かった。ただその割合は図6-5に示した通り，学年によって異なっていた。小学生では定型発達児群も50パーセント強，自閉症児群は30パーセント弱，中学生で定型発達児群が100パーセントに対し自閉症児群は60パーセント弱，高校生になると両群とも100パーセントとなった。明らかに自閉症児の間接依頼理解の発達は定型発達児よりも遅い。が，小学生時期を除くと理解ができないというわけではないし，高校生時期には定型発達児に追いついている。とはいえもっと難度の高い課題（たとえば敵軍に捕まった斥候が尋問された時の回答など）であれば高校生の時期でも劣るかもしれないが。

２．「左右をよく見てわたらない」

ここまで見た第一の，矢田と筆者らの研究の取り扱っていたのは，間接依頼・遠回しの非難・嫌味の3種類である。しかし，非字義言語の範囲ははるかに広い。

ケス（Kess）と西光（1989）は英語の日常表現に，①語彙的な多義性，②統語における表層構造的多義性および深層構造的多義性，③統語

表6-2　1種類の多義表現で50の課題文が与えられた（大井・田中，2010）

多義性の種類	課題文の例	字義絵	非字義絵
同音異義	カズ君はミカちゃんにかわりました。	変わる	替わる
文法上の多義性	女王様が食べられました。	受動	尊敬
並列名詞に対する修飾の多義性	電線に白いハトとカラスがとまっている。	白カラス	黒カラス
格と多義性	タクちゃんが石に当たった。	跳び込む	当たる
意図的対偶発的	ドアに手を挟んだ。	意図的	偶発的
否定の範囲	左右をよく見てわたらない。	停止	横断事故
格関係と文法構造	おまわりさんがお父さんと泥棒をつかまえた。	父逮捕	父協力
誘導文	警官はパトカーで逃げた泥棒を追いかけた。	泥棒パトカー	警官パトカー
間接的発話行為	お母さんはいますか？	うん	母を呼ぶ
皮肉と談話の多義性	おまえは天才だね。	100点	10点
談話意図の多義性	これ宿題にしようか？ーいいです。	宿題あり	宿題なし
慣用句	山登りは骨が折れます。	骨折	苦労
隠喩	お医者さんの卵。	卵	子供医者
しゃれとジョーク	おおかみだ。	トイレ	狼
なぞなぞ	ビルはビルでも顔の中にあるビルは？	顔に建物	唇
同音異義（取り違え）	ここではきものをぬぎなさい。	着物	履物
指示詞	そのチョコおいしそうだね。	机上	相手

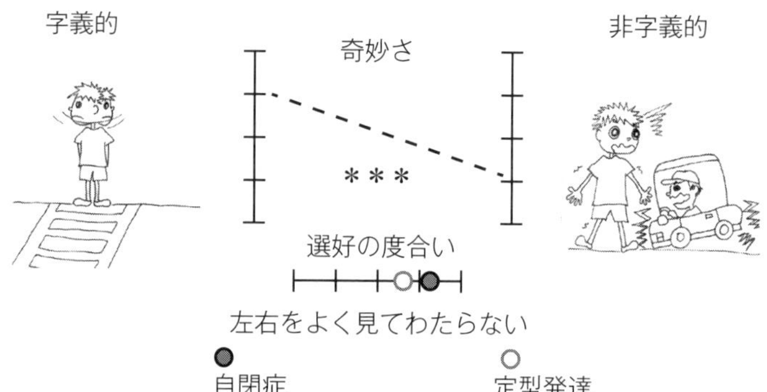

図6-6　自閉症児群の方が非字義的意味の絵を定型発達児群より強く選好するケース（大井・田中，2010）

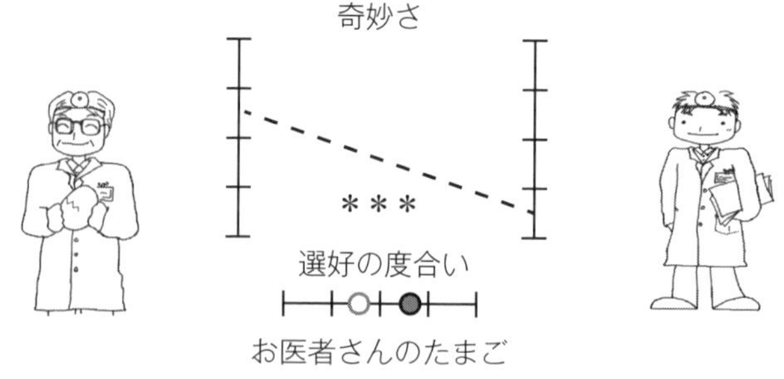

図6-7　自閉症児群は字義的解釈説のとおり字義的意味の絵を定型発達児群より強く選好するケース（大井・田中，2010）

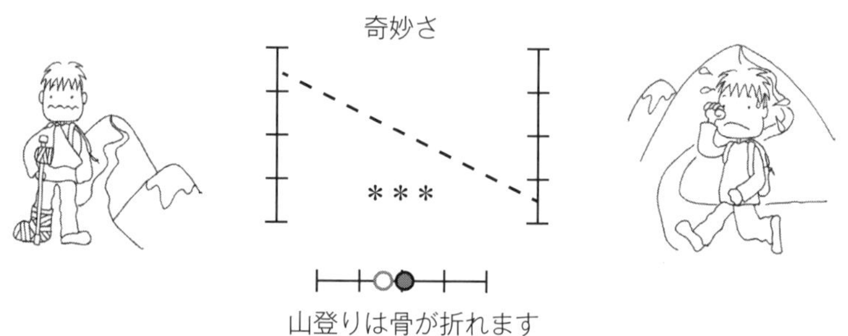

図6-8　自閉症児群と定型発達児群に選好の度合いの差がないケース（大井・田中，2010）

構造における格の多義性，④意図的か偶発的かの多義性，⑤抑揚による統語的な多義性，⑥間接発話行為，⑦談話的多義性としての皮肉・いやみ，⑧談話意図の多義性，⑨慣用句と隠喩，⑩子どもの言葉遊びなどの多様な多義性が含まれていることを示している．西光はケスの記載した英語表現に対応する日本語多義表現を探索し，約30 にのぼる多義性のタイプを列挙している。筆者らが子どもにも理解されると思われる多義性の種類として表6-2 のような 17種類をピックアップした。

第二の大井ら（大井・田中，2010）の研究では，多義的表現の字義的および非字義的意味を表す２つの絵を比較し５段階評定させるという方法で，17種の多義性タイプを含む 50 の多義的表現の理解について，２年生から６年生までの高機能自閉症スペクトラム障害のある小学生53名と一般小学生50名とを比較した。高機能自閉症スペクトラム障害の小学生は「並列名詞」「格関係と文法構造」「間接発話」「隠喩」の４つの多義的表現について一般小学生よりも字義的に理解し，「並列名詞」「格」「誘導文」「意図的対偶発的」「否定の範囲」「談話意図」の６つの多義的表現についてより非字義的に理解した。しかし残る 40 の多義的表現の理解には一般小学生と差がなかった。

この結果から高機能自閉症スペクトラム障害のある子どもが多義的表現を常に字義的に理解するという見方は一面的なものではないかと示唆された。図6-6，図6-7，図6-8 に示した通り両者の関係には３通りのケースがある。

得られた結果の中で字義的解釈説を真っ向から否定するのは，字義的な意味よりも非字義的な意味を選ぶ度合いが自閉症児群の方が定型発達児群よりも強いケースの存在である。これがなぜなのかは次章で検討する。

図6-6 に示した「左右をよく見てわたらない」のケースの図中央の「奇妙である」「奇妙でない」というデータがその際利用される。このケースで自閉症児群の選好の方が定型発達群よりも非字義意味に偏る度合いが強いのは，字義的意味の絵が冗談やおふざけに関連しているからかもしれない。定型発達の子どもたちの間で「左右をよく見てわたらな

い」と渡る行為を否定して，横断歩道を渡らないで道路際に立ったままというイメージは面白がられるようである。

Yさんの思い

○お菓子を食べているたろう君にじろう君が「そのお菓子おいしそうだね」といいました。じろうくんがほんとうにいいたいことをほかのことばでいってください，という点について。

Y：おなかが減っているんなら，おかしはいかんよ。食っても腹にたまらないからごはん食え，よって。ぼくはご飯を食べるのが良い。っていうのは選択肢にない。選択肢で１はありえない（選択肢１は，ぼくにもおかしちょうだい，で正答)。

○「遠回しの非難」の例として，太郎と次郎の二人が太郎の部屋で遊んでいて，次郎が片づけないまま帰ろうとするのを，太郎が「このままかえるの？」というなどがある，という点について。

Y：え，次郎を何が何でも帰さないつもりなの？　と逆にききたい。

○「嫌味」の例として，太郎の部屋がちらかっている時にお母さんが「部屋をきれいにしているわね」と言うなどがある，という点について。

Y：トイレなどで，いつもきれいに使ってくれてありがとうございますと書いてある貼り紙のように，そういうことばをかけてやれば，そのうち成就する予言になるだろう。未来を見ての発言として捉える。

○「山登りは骨が折れます」という文で，自閉症児群と定型発達児群に字義的意味の絵（実際に骨折する）と非字義的意味の絵（山登りでくたびれる）との間の選好の度合いの差がない，という点について。

Y：確か小学生の時，骨折り損のくたびれ儲けという諺を見て，骨を折るって実感わかず，よくわからなかった。昔の人はよくポキポキ折ってたんだろうか？

第 7 章

なぜ文字通りだったり文字通りでなかったりするのか？

第６章で検討したことばの意味の字義性問題は，当然ながら日本語圏・日本文化以外でも見られる，自閉症に付きまとうものである。図7-1 は英語の自閉症児の例である。この自閉症児は７つの連続した空欄のある紙を渡され，大人から“Write the days of the week in these seven boxes.”と指示されたのに対し，５つの空欄に The days of the week と書いて見せた。パーキンス（Perkins, 2007）が述べているように，字義的な解釈を避けようと思えば，自閉症の人に対して可能な限り詳しい指示をする必要がある。このことは第９章の「コミュ障」への周囲の大人の対応の在り方についての話で改めて触れたい。

ここでは，第６章で見た字義的解釈と非字義的解釈が自閉症の子どもたちの中で同居している現象について，これまでの研究や筆者らの研究に基づいて検討しておきたい。

‘Write the days of the week in these seven boxes.’

The	days	of	the	week		

‘Write Monday in the first box, Tuesday in the second box……’
というように詳しく正確に説明すれば伝わると考えられる

図7-1　英語の自閉症児の字義的解釈の例（Perkins, 2007）

1．古典的な問題としての字義性

自閉症研究の始祖の一人であるレオ・カナー（Kanner, L.）は自閉症児のことばは字義的であるとしている。成人期の高機能自閉症者でも，ユーモアや冗談，隠喩の理解が定型発達者にくらべて劣ることがこれまでの研究でわかっている。

アスペルガー症候群については，もう一人の自閉症研究の始祖ハンス・アスペルガー（Asperger, H.）は字義的言語に言及していない。しかし，やはり隠喩や皮肉，間接依頼などの非字義言語の理解に困難を示すことがこれまでの研究で指摘されてきた。

５歳から11歳までの自閉症児および精神年齢で一致させた定型発達児の隠喩の理解と換喩の理解（たとえば「京都はどういってるの？」のように地名で特定の人物，たとえば京都に住んでいる叔父を表す等）について，定型発達児では加齢及び精神年齢の向上との関連が見出されているが，自閉症では加齢に伴う改善を認めず，精神年齢との関連も見出されなかった。字義性は自閉症と切り離せない問題と思えるが，これには３で述べるように疑問の余地もある。

2．字義性の背後にある認知機能の障害

自閉症の字義性を単一の認知障害の概念を使って説明する試みがこれまでなされてきた。心の理論欠如，弱い中枢性統合，及び実行機能の障害である。ハッペによれば，心の理論の第一次水準が欠如すると，話し手の物的世界についての意図を理解できず，意図明示推論的伝達（先に述べた推論による伝達）が不可能となり，ことばの文字通りの意味に限定されたコードの伝達に依存することとなる。例として隠喩が理解できなくなる。心の理論の第一次水準を通過しても第二次水準が欠如すると，

自他の心の状態に関する意図を理解できないため，意図明示推論的伝達が不完全となり，反語や間接的命令が理解不能となる。例として皮肉が理解できない（Happé，1991）。

中枢的統合がなされないことで意味生成がばらばらかつ連想的，字義的になされるため，慣用句を理解できなくなるという可能性もある。

心の理論と弱い中枢性統合，実行機能のそれぞれを非字義言語の処理の困難に関連づける仮説も示されている（大井，2015）。それによると，心の理論欠如は話し手視点取得を妨げる。弱い中枢性統合は非字義的意味の理解を困難にする。実行機能障害は皮肉などの非字義的言語装置を認知することを邪魔する。皮肉理解困難は弱い中枢性統合と心の理論欠如にも影響される。非字義言語理解と実行機能，中枢性統合の関連の研究はまだ行われておらず今後がまたれる。

ところで字義性をめぐる研究結果は上記のうち心の理論欠如説を支持しない場合がある。日本の研究者（安立ほか，2006）の得た結果は，ハッペのそれとは大きく異なっていた。高機能自閉症群，アスペルガー症候群ともに第一次水準の心の理論課題に通過したか未通過であったかは，比喩の理解に差をもたらしていなかった。心の理論課題とあわせて非字義言語理解を検討した英語の研究も，ハッペの結果を再現できなかった。心の理論課題第一次水準通過群は心の理論をもたない第一次水準未通過群と隠喩理解で有意な差がなかった。また，心の理論第一次水準通過群と第二次水準通過群はともに定型発達群にくらべて隠喩理解が悪かった。

第6章で見た矢田・大井（2009）も，間接依頼，間接非難と嫌味の理解に心の理論が影響していないことを見出した。短いシナリオを読ませて，口頭で質問した場合，選択肢回答では心の理論の第二次水準を通過した者とそうでない者に差がなかった。ただし矢田・大井では心の理論の影響がみられたケースもあった。非字義言語シナリオにおける登場人物の意図を問う口頭質問に言語応答する際，第二次水準を通過した者の方が未通過（第一次水準は通過）の者よりも優れていた点である。定型発達群ではこうした影響はみられなかった。

同様に大井が黄愫芬と共同で台湾で行った研究においても，台湾の定型発達児の非字義言語理解は心の理論と関連がなかったが，台湾の自閉症児では心の理論第一次水準未通過群は第一次水準以上の心の理論通過群にくらべて理解が劣っていた（Huang, Oi & Taguchi, 2015）。定型発達児では非字義言語を自動的かつ直感的に理解しているのに対して，自閉症児では非自動的な心の理論計算を施している可能性がある。

3．逆説的な過剰非字義性

矢田らの研究（矢田・大井，2009）では，自閉症児と定型発達の子どもたちとで，非字義言語理解に有意な差が示されないケースが少なくなかった。大井らの研究（大井・田中，2010）は同様のことを見出したのみならず，自閉症児における過剰な非字義性の存在を示した。そこでは過剰字義性と過剰非字義性の併存が示された。

同様にオゾノフらの研究（Ozonoff & Miller, 1996）は，自閉症者は冗談などを字義的に理解する一方，“Can you…”で始まる質問，たとえば“Can you see that house number?”は非字義的に解釈されるべきという規則の過剰学習（日常場面ではこうした統語形式は「住居番号がみえるかどうか？」という能力に関する質問よりも，「住居番号を教えてもらえますか？」という丁寧な行為依頼でありがち）が起きることを示した。間接依頼に関するこのような逆説的困難さは，過剰学習した反応を抑制できないことによると考えられている。

なおオゾノフらは否定しているが，これは実行機能の一部と後にみなされるようになる，過剰に具体的な（コンクリートな）コミュニケーションスタイル，すなわち「第一印象にとどまりがちで，それを他の意味をテストするために捨て去ろうとしない」による可能性もある。自閉症の人は，間接依頼といった多義的な言語を，それを学んだのと同じ手法で理解するのだろう。過剰字義性と過剰非字義性の両方を同時に説明できる理論がいる（たとえば，最初に非字義的意味を学習すると，字義的意味で使われるのを理解できない等）。

4．字義性を理解する慣習性と自己の視点

多義表現に関する過剰字義的解釈と過剰非字義的解釈の併存は，自閉症における言語自体がばらばらで原子論的なものであると仮定すると説明できる。

ローソンの自閉症に関するDAD（Depth Accessibility Difficulty）モデルでは，自閉症児・者が世界をばらばらな原子論的事実群に還元してしまうとみなす（Lawson, 2003）。自閉症の個人はばらばらな言語を話したり理解したりすることになる。ばらばらな存在である多義表現も適切に理解されるのは，当初学習した文脈と同一の文脈で用いられた場合であり，文脈が変わると解釈が不適切となる。このような学習は多義表現の使用の慣用性の程度に影響を受けると考えられる。最も頻度が多い用法は学習する文脈となりやすいと考えられるからである。なお，慣習性は自閉症児でも定型発達児でももっとも非字義言語理解に影響する決定要因だとジオラら（Giora et al., 2012）はみなしている。

非字義言語理解が慣習性の影響を受けるという仮説を筆者らの研究（Oi & Tanaka, 2011）が検証した。そこでは先述の大井・田中（2010）において自閉症群と定型発達群とで選好に差があった多義表現10課題について，大学生にその自然さを評定（図6-6，図6-7，図6-8 の「奇妙さ」評定のことである）してもらい，評定結果と選好の差との関連を検討した。10課題中7課題で自閉症児の選好は大学生が強く自然と評定した状況絵の方にかたよっていた（$p<.10$）。多義表現（非字義言語を含む）の理解は自閉症児においてはおおむね課題の意味の慣習性に左右されているといえる。定型発達児が字義的意味を選ぶ場合ですら，自閉症児は大学生がより慣習的と判定した非字義的意味を選んだ（図6-6）。

この結果は，アスペルガー症候群に関するジオラの段階的顕現性仮説と通じる面をもつ。この仮説では，非字義言語の顕現性の高い意味が最初に処理され，それが不適格な場合に顕現性が低い意味が処理されることとなる。7課題では字義的か非字義的かを問わず，より顕現性が高い意味の方を自閉症児が選んでいたことになる。定型発達児が顕現性の低い方の意味を選ぶ場合があるのは図6-6 の場合で見れば，お笑いのネタやジョークとして字義的意味を選んでいるケースであることが示唆される。なお，残りの3課題のうち2課題では大学生の自然さ評定が字義的意味と非字義的意味の間で差がなく，自閉症児は定型発達児より字義的意味の選好度が強かった。1課題は「お医者さんの卵」という慣用句で，自閉症児はお医者さんが卵を持っている字義的意味の絵を，若い研修医を描いた非字義的意味の絵よりも強く選好した。

筆者らの別の研究（Oi et al., 2013）は，自閉症児の非字義言語理解が慣習性に左右されているとする仮説が，田口ら（2010），矢田・大井（2009）らが用いた非字義言語理解課題に当てはまるかどうかを検討した。慣習性が自閉症児の理解に影響しているとすれば，定型発達群と差があった皮肉のみが非慣習的（不自然），定型発達群と差がなかった嫌味，比喩，間接非難は慣習的（自然）と評定されるというのが仮説であった。結果では，皮肉が不自然と評定され，また比喩と間接非難が自然と評定され，仮説を支持した。ところが，嫌味は不自然と評定されたにもかかわらず自閉症児も定型発達児と同様に文字通りでなく理解していた。これにより慣習性とは異なる要因を説明に取り込む必要が生じた。「他者との関係における自己の視点」（ホブソン：Hobson, 2012）の考えに基づいて，課題文を事後的に見直したところ，皮肉課題は発言者の立場に立たないとその非字義的意味が理解できないモノローグであるのに対して，嫌味課題は第三者間のやりとりで，言語，登場人物，出来事の関連が観察可能なため発言者の立場に立つ必要がないという違いがあった。嫌味は第三者間のやりとりならば自閉症児が観察学習できるものと思われる。これに対し，皮肉は観察可能でなく独語する発言者の内面を想定できなければ学習されないと考えられる。

この研究では間接依頼は検討されなかったが，田口ら（2010）によりそれを含むシナリオが書字された場合やビデオでのロールプレイを視聴した場合は理解可能なものの，それが直接自閉症児に向けられた場合は適切に応答できないことを見出した。このことは非字義言語理解における困難さは自己意識特に自己をシナリオ内の他者の立場に置いてみる必要性に関係することを示す。自閉症の非字義言語理解研究に際しては心の理論，中枢性統合，実行機能と同時に慣習性並びに「他者との関連における自己の視点」も考慮に入れる必要がある。非字義言語理解は単一の認知過程からなるものではなく，複数の社会認知的過程の複雑な活動の産物である可能性がある。

5．字義性が量的性質をもつ可能性

本章で見てきた非字義言語理解に関する研究が前提としているのは，自閉症における字義性が質的な問題，すなわち自閉症に伴うなんらかの認知障害によって生じる自閉症独特の問題であるという仮定である。これに対し字義性が受容性言語障害など他の障害でも見られることはかなり前から指摘されてきた。さらに字義性を含む語用障害全般が特定認知機能の障害から起きるのではなく，多数の社会認知要因及び会話の流れや場面の特性などの間の相互作用から創発するものとみなす考えもある。これらの立場が示唆するのは字義性の量的性質である。これを直接取り扱った研究はまだないが，図8-3 に示したように筆者らの研究（Oi et al., 2017）は，冗談や慣用句の理解の評価を含む子どものコミュニケーション・チェックリスト（Children’s Communication Checklist：CCC-2）の成績の分布が，自閉症群，言語障害群及び標準化群で量的に連続することを見出している。自閉症の字義性の解明はこれらより広い視野をとりいれて行われる必要がある。

Yさんの思い

○“Write Monday in the first box, Tuesday in the second box……”というように，字義的な解釈を避けようと思えば，自閉症の人に対して可能な限り詳しい指示をする必要がある，という点について。

Y：マネジメントの工数が増えるから嫌がられるだろうけど。抽象と具体の行き来が無理だから，ことばだけでの指示が具体的な行動に結びつかない。模範を見せてもらわないとわからない。教室で，先生がなんかしゃべってるなとは思うんだけど，指示が何をどうしてほしいかよくわからなくて，ことばによる指示が理解できた子たちが先に動くから，見よう見まねでまえーならえでついてったら，まあ，なんとかなった。が，職場はあまりまえーならえってシーンがない。

第 8 章

「コミュ障」リスクを短時間で判定するには？

1．日本版CCC-2（子どものコミュニケーション・チェックリスト）55点以下は「コミュ障」？

イギリスで1998年に開発されたChildren's Communication Checklist（CCC）は，2003年に全面改訂（CCC-2）され，その日本版が筆者らによって2016年に刊行された。このチェックリストはコミュニケーションの10の領域に，各7項目，合計70項目のコミュニケーションの行動例が割り当てられている。各領域ごとに1つの項目例を表8-1に示した。各項目について「まったくないか週に一回以下」から「日に数回（3回以上またはいつも）」まで，出現頻度によって4段階評定するようになっている。チェックは家族や担任教師が行い，15分程度でできる。ただし検査用紙は専門家の手を経ないと入手できない。採点も同様に専門家しか手に入らないマニュアルが必要である。日本文化科学社から発売されている（https://www.nichibun.co.jp/kensa/detail/ccc-2.html）。

10の領域は3つに分かれる。1つは言語の構造にかかわるもので，「A．音声」「B．文法」「C．意味」及び「D．首尾一貫性」の4領域からなる。2つ目は語用論（その障害が「コミュ障」）にかかわるもので，「E．場面に不適切な話し方」「F．定型化されたことば」「G．文

表8-1　CCC-2 の各領域の下位項目の例（太字は語用論に関連）

領域	項目例
A．音声	単語の中のいくつかの音を省略して，単語を単純にする。たとえば，「おにぎり」を「おにいい」と言う。
B．文法	「が」や「に」や「を」の区別ができない。たとえば，「雨を降る」「お母さんにケーキを食べる」などと言う。
C．意味	知っているはずのことばを忘れる。たとえば，「象」ということばを忘れて，「あの，鼻の長い動物」というような表現をする。
D．首尾一貫性	「その人」や「それ」といった表現を，対象を明らかにしないで話す。たとえば，アニメの話をしている時，誰かを特定せずに，「その人はかっこよかった」と言う。
E．場面に不適切な話し方	**誰も興味をもたないようなことをくり返ししゃべる。**
F．定型化されたことば	**意味がよくわからないまま，大人が使った表現をまねているかのようにことばをつかうことがある。たとえば，５歳児が先生のことを「あの先生は教育熱心な方です」と言う。**
G．文脈の利用	**どたばたのお笑いなどの非言語的なユーモアを楽しむことはできるが，ことばによる冗談やだじゃれの意味がわかっていない。**
H．非言語的コミュニケーション	**ほとんどの子どもが，見てそれとわかる表情（たとえば，おこったり，こわがったり，うれしがったりなど）を見せるような場面でも，無表情でいる。**
Ｉ．社会的関係	他の子どもたちと一緒にいる時，不安そうにしている。
Ｊ．興味関心	自由遊びができる時間には，いつも同じお気に入りの遊びをする（たとえば，特定のコンピューターゲームしかしないなど）。

原著者ビショップ（Bishop）はＤ「首尾一貫性」についても，語用論に分類する場合がある。

脈の利用」及び「H. 非言語的コミュニケーション」の４領域からなる。最後の２領域「I. 社会的関係」「J. 興味関心」は自閉症にかかわる。10領域のうちＡからＨまでの８領域の評価結果を合計した得点がGCC（General Communication Competence, 一般コミュニケーション能力）である。図8-3の横軸はこのGCCのスコアである。

CCC-2では，GCCのカットオフは55点で，全体の10パーセントの子どもがこのレベル以下に属することになる。これを下回るとコミュニケーションの問題を疑うことになる。「コミュ障」は表のＥからＨまでの４領域に関連する項目で評価が低いことになるが，ＡからＤをこれに合算したGCCが低いことでも「コミュ障」リスクがあることとなる。これは，言語障害のようにＡからＤの成績が低い子どもでも，ＥからＨの成績が低い場合があること，また逆に，自閉症のようにＥからＪの成績が低い子どもでも，ＡからＤの項目が低いことがある（つまり２つの問題を合併している）ことによっている。

自閉症，言語障害及び定型発達の子ども142名を合計して，GCCの値についての主成分分析を行ったところGCCは一要因性が高いことがわかった。

図8-1は３歳から12歳の自閉症児で正常知能をもっている113名のCCC-2のプロフィールである。田中及び筆者ら（Tanaka et al., 2016）によって行われた研究である。CCC-2の下位尺度の評価点のクラスター分析によって一般コミュニケーション能力（GCC）が高い群（図中では破線）と低い群（図中では実線）に分かれることがわかった。両方の群のIQは同じである。両群に共通しているのは，CCC-2の下位尺度ＤとＥからＨ，及びＩ，Ｊの評価点が，Ａ，Ｂ，Ｃの評価点に比べて低いことである。音声・意味・文法は高く，語用論に該当するＥからＨが低い。また自閉症にかかわるＩ，Ｊも低い。Ｄの首尾一貫性は言語の構造にかかわるとともに語用論にも関係するものである。言語能力が低い群は高い群に比べてすべての領域でスコアが低い。自閉症の重症度が重いということは，音声・意味・文法と語用論の能力が低いことを示して

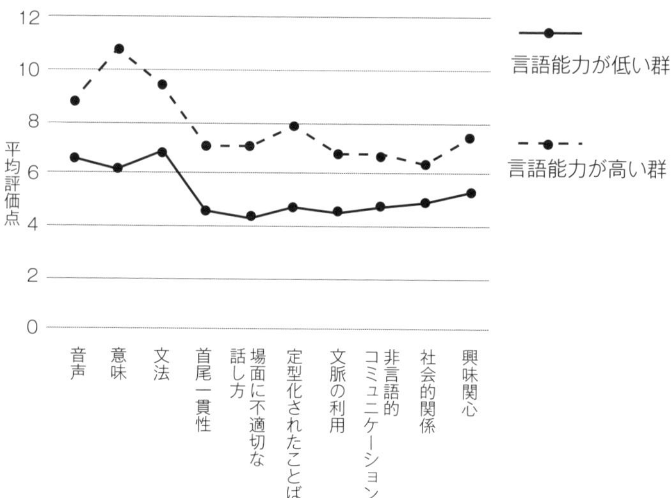

図8-1　知的障害のない自閉症の子どものCCC-2のプロフィール（Tanaka et al., 2016）10点が平均で標準偏差が3点

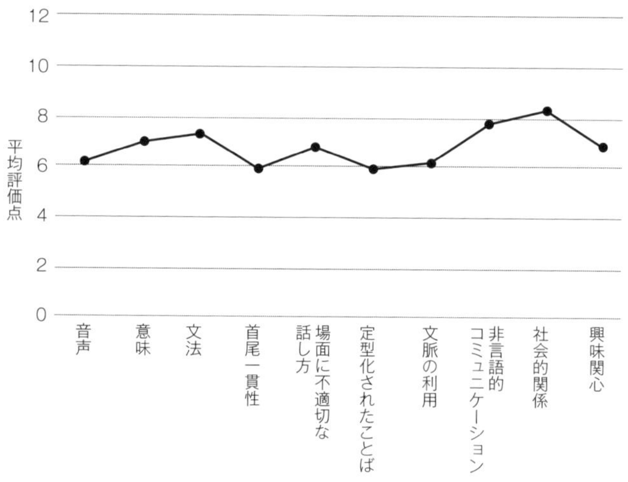

図8-2　言語障害の子どものCCC-2プロフィール（Oi et al., 2017 のデータから藤野博氏作成）10点が平均で標準偏差が3点

いる。自閉症という障害ではコミュニケーション（特に語用論）の占める位置が大きいと考えられる。

ちなみに言語障害群のプロフィールは図8-2 のとおりである。自閉症群と違って音声・意味・文法の評価点が低い。これに対し語用論に関連する下位尺度の評価点も低いので，彼らも「コミュ障」である可能性が大きいといえる。

2.「コミュ障」リスクの程度は発達障害の子どもとグレーゾーンの子どもとで連続

図8-3 を見てほしい。横軸がGCC（一般コミュニケーション能力），縦軸は一般の子どもたち22,871人，自閉症の子どもたち48人，言語障

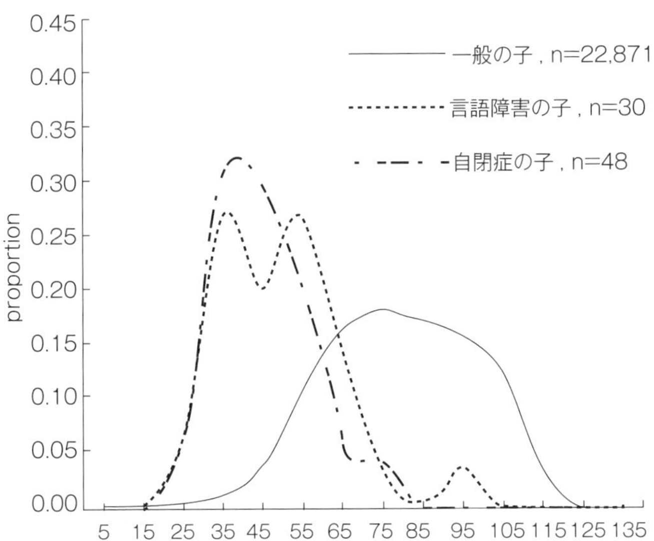

図8-3　CCC-2 の一般コミュニケーション能力（GCC）のスコアは一般の子どもと発達障害の子どもとで連続。図中実線は一般の子ども，破線は言語障害の子ども，一点鎖線は自閉症の子ども（Oi et al., 2017）

害の子どもたち30人それぞれの中でのスコアごとの人数比（全体を1として計算）である。

この図からわかることは2つある。1つは当然のことだが，自閉症の子どもたちと言語障害の子どもたちのスコアは一般の子どもたちのスコアよりも明らかに低い（左寄り）。自閉症と言語障害の子どもたちは一般コミュニケーション能力（GCC）に問題がある。2つめは，意外に思われるかもしれないが，一般の子どもたちのスコアのカーブと自閉症及び言語障害の子どもたちのカーブとは横軸上で互いに重なっている。それぞれの左端はほぼ同じところにあり，三つのカーブは分かれ分かれにはなっていない。言い換えると，一般の子どもたちの左寄りにいるケースは自閉症や言語障害の子どもたちとスコアは同じである。また，左端のケースと，それより少し右寄りのケースとは連続している。「コミュ障」リスクは重症な子どもたちから軽症な子どもたちを経て定型発達の子どもたちへと切れ目なく（つまりカーブのへこみなく）つながっている。連続的なスペクトラムになっているのである。

3.「ことばのつかいかたテスト」

標準化はされていないが筆者が作成した「ことばのつかいかたテスト」は，オンラインで簡便に実施できるのでおすすめする。図8-4 のQRコードでサイトにアクセスできる。誰でも実施することができる。アニメーションと音声で問題が提示され，3から4個の選択肢から答えを選ぶ。選択肢は文章で書かれているので，文字を読むことや文章理解が難しい場合は保護者がかわり

図8-4 「ことばのつかいかたテスト」へのアクセス

に読んであげるとよい。

問題は25問ある。内訳は比喩が5問，皮肉が4問，間接依頼が5問，丁寧さが5問，その他が6問である。比喩は，「おじいちゃん先生が『お医者さんのたまごって知ってる？』とたくやくんにたずねました。たくやくんは 『それなあに？』と言いました。お医者さんのたまごとは何のことでしょう？」が例である。皮肉の例は，「たくやくんとよしひろくんはお母さんと一緒にレストランに行きました。たくやくんとよしひろくんは座席に上がってキックボクシングを始めました。それを見ていた隣の席のおばあちゃんが小声で『お行儀のいいお子さんだこと』と言いました。おばあちゃんが言いたいことは何でしょう？」という具合である。間接依頼の例は「先生が『田中さんに電話しよう』と学校から電話をかけます。『もしもし田中です』とゆいさんが電話を取りました。先生が『あ，田中さん，お母さんはいますか？』と言いました。先生は何を言いたいのですか？」がある。丁寧さの例は「お母さんはおうちの前の道路を掃除しています。ゆいさんが地面に座っているとお母さんが『邪魔だからどきなさい』と言いました。おじいさんも地面に座っています。お母さんはおじいさんに何と言うでしょう？」である。

その他の6つはばらばらである。その中の話題管理は「たくやくんは先生に『図書室で本を借りた』と言いました。先生はたくやくんに『なんの本を借りたの？』とたずねました。たくやくんは『そういえば土曜日にキャンプに行くんだ』と言いました。先生は何の話をしてほしいですか？」というものである。また，正直すぎ，というものでは「新学期になってクラスで自己紹介をしました。田中ゆいさんは『私は田中ゆいです』と言いました。山本くんは『僕はぼくは……』といって自己紹介ができません。田中ゆいさんは『なんで名前言わないの？』と言いました。田中ゆいさんの言い方でよいでしょうか？」というものである。

4歳から12歳の幼稚園児と小学生156名に「ことばのつかいかたテスト」を実施したところ，各年齢の平均正答数と標準偏差は図8-5 のとおりであった。各年齢で平均より1標準偏差分以上正答数が下回っている

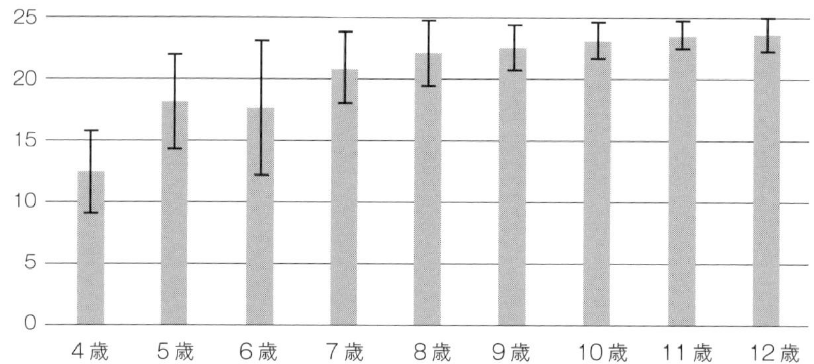

図8-5 「ことばのつかいかたテスト」年齢別総正答数（横軸年齢，縦軸正答数，T字型縦線は平均から上下に1標準偏差分幅を取ってある）（水谷・大井ほか，2019を一部改変）

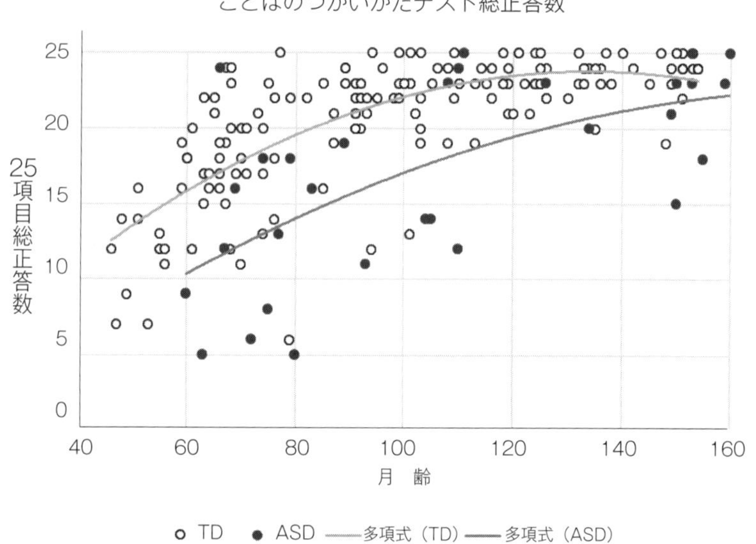

図8-6 月齢に差がない自閉症児●は定型発達児○より総正答数が少ない（p<.01）（水谷・大井ほか，2019を一部改変）

と，やや「コミュ障」リスクがあることとなる。ただ，このデータは各年齢17人程度なので，こうした評価をするには人数不足である。今後各年齢が50名程度以上となるデータを追加して評価の精度を上げる予定である。

ちなみに自閉症の診断を受けている子どもたちは，図8-6 のとおり，幼稚園年少から６年生で比べた場合，定型発達児よりも統計的に有意に総正答数が少ない。ただし図でわかるように高い得点をとる子どもも存在し，「ことばのつかいかたテスト」の成績だけで「コミュ障」の子どもすべてを判別できるわけではない。

Ｙさんの思い

○お医者さんのたまごとは何のことでしょう？

Ｙ：お医者さんの卵っていうと，産科医などのお医者さんがシャーレで人工授精する状況が思い浮かぶから，卵子に違いない。が，選択肢にそのような答えの例がないから，わからない。というほかない。

○ゲームばかりしている男の子に「よく勉強しているね」と皮肉を言ったお母さんが言いたいことは何でしょう？

Ｙ：ゲームは的確な判断と操作の正確さやタイミングが要求される種類もあり，うまくいっている時や冴えない時の自分のメンタルをセルフモニタリングすることで自身をより知ることができるので，学校の勉強だけではカバーできない人生勉強になる。それをもって，よく勉強しているね，と高く評価しているに違いない。

○学校の先生が小学生のゆいさんの家に電話してきて「お母さんいますか？」と聞くのは，何を言いたいのですか？

Ｙ：ゆいさんのお宅のお母さんは蒸発・離婚，事故や病気による入院，被災，仕事や通いの介護に行っているなどで在宅でないかもしれない。まずは，今日，今の時点で，お母さんが生存しているか確認したいと思っているに違いない。

○道路で座っているゆいさんに掃除しているお母さんが「邪魔だからどきなさい」と言った後，同じく座っているおじいさんにはなんというでしょう？

Y：～しなさい，という表現は子どもに対してよく使われる。～しなさいと同様の命令形であれば，「邪魔だからどけ」となる。詐病の可能性もあるため強く命令形で言っておこう。強く言って動かない場合は，怪我や病気の可能性を考えよう。

○「図書館で本を借りた」というたくやくん，先生が「なんの本を借りたの？」と聞いたところ「そういえば土曜日にキャンプに行くんだ」と答える。先生は何の話をしてほしいですか？

Y：たくやくんはキャンプにかかわる本から連想してキャンプの話を始めた様子。土曜日にキャンプに行くのに役立つ本を借りたのだろうから，そのままキャンプの話をしてほしい。

第 9 章

子どもの「コミュ障」を大人は補償している

対応のヒント

ここまで見てきたさまざまな「コミュ障」に対して周囲の大人がどのように対処しているかを観察すると，それは今後この問題に直面する人へのヒントとなる。「コミュ障」への対処法は学問的な観点からはほとんど検証されていないので，当面は経験主義に頼らざるを得ない。以下，「コミュ障」の３つの切り口に応じて補償のさまざまを紹介する。

1.「てめえ殺してやる！」——不適切な言語行為の正体

この穏やかでないことばを発したのは中学２年生の自閉症児Ｈ君である。場所は自閉症の小・中学生の小集団活動である。その日の予定されていたプログラムが始まる前の，子どもたちそれぞれが思い思いに時間を過ごしている時間帯であった。小学２年生の男の子が家からラジカセを持ってきたらしく，音楽を鳴らしていた。あるアイドルグループの曲だった。これがＨ君の嫌な思い出を呼び起こしてしまったようだ。つかつかとその小学生に近づいて，いきなりＨ君はヤクザまがいのドスの利いた低い大きなダミ声（普段は全く違うおとなしい小声）で「てめえ殺してやる！」とすごんだ。相手の小学生は全く動じることなく平然としていた。偶然同じ部屋にいた筆者には，Ｈ君のことばがあまりに唐突だったのと，声の調子があまりに芝居じみていた印象もあったので，彼の意図はことばの文字通りではないと思えた。それで彼に「何が言いたいの？」と普通にたずねてみた。H君はごく普通のいつも通りの小声で「ラジカセで僕の嫌いな曲を鳴らさないでほしい」と答えた。声の調子がころころ変わることからしても「殺してやる！」はどうやら借りてきたセリフと思われた。「じゃあ，そういえば？」と促した筆者のことばに押されてH君は小学生の方に向き直り，普通の話し方で「すみませんがラジカセでその曲を鳴らさないでください」といった。小学生は「ああ，いいよ」とスイッチを切った。H君は満足して自分の活動に戻っていった。「殺してやる！」はいったい何だったのだと思えるようなあっけない幕切れだった。その曲は，後からH君に聞くと学校の体育大会で苦手なダンスを踊る時の曲で，H君はダンスの練習がいやでたまらなかったとのことであった。

筆者がH君と小学生の間に割って入ったのは，万が一だがH君が手を出さないか懸念したためだ。おそらく杞憂だったとは思うが，その２年前にはH君は実際にささいなことでいいがかりをつけて小学生に手を出したのだ。ただしその時の状況は全く違っていた。H君はひどいフラッシュバックの怒り発作の最中だったのだ。話は５年生の時にさかのぼる。詳細は不明だが，その時の男性担任教師に向かってH君は「あっちいけ，近寄るな，てめえなんか死ね，お前は鬼だ」などと暴言を吐き，教師から首を絞められ，しばらくのあいだ教師からいじめにあったとのことであった。彼の母親によれば，この経過はその教師がH君の自宅に謝りに来てわかったそうである。自らの暴言が引き金を引いてしまったとはいえ，H君はその後「死にたい」といい，自傷し，強い被害感情をもつようになった。このフラッシュバックは６年生の時にも続いており，５年生当時の男性教師と似た人物に出会うと周りに対して暴力を振るうようになっていた。筆者も現場を目撃した。

中学２年で筆者が耳にした「殺してやる！」の様子からすると，小学５年生の時の「てめえなんか死ね」云々という暴言も，実体は異なっていたのではないかと思う。教師がその時にことばを真に受けず，「どうした，何が言いたいんだ？」とたずねていれば案外たいしたことがない問題だった可能性がうかがわれるのだ。就学前の幼児は４，５歳を過ぎると急に口が悪くなり，汚いことばも使うようになることがあるが，Ｈ君のそれは遅い成長だったのではないかと思える。こういう場合は，筆者がそうしたように冷静に真意をただせば，その意図を適切にあらわすことばをＨ君自身が思いつくのではないか。コミュニケーションの不足しているところを大人や友人が補償すればすむのではないかと思える。

暴言に限ったことではないが，自閉症の人の不適切な言語行為は，真意が別（第５章のＸ君の「あんた誰？」のように）のところにある可能性を考慮すべきであろう。次のＨ君のもうひとつのエピソードはそれを支持するものである。

「殺してやる！」とは別の日だが同じ頃のことである。８歳のＩ君とＨ君とのあいだで次のようなやりとりがあった。大人が自閉症の小・中学生をつれて金沢の繁華街のデパートに買い物に行った。帰りのバス停を集合場所にし，集合時刻を決めて子どもたちはめいめいの好きな売り場に散っていく。やがて買い物を終えＩ君とＨ君の二人がバス停でもめ始めた。多動で落ち着きのないＩ君がバス停のまわりをうろうろするとＨ君は気になって仕方がない。小さい子は誘拐されるかもしれないとＨ君が本気で心配しているからである。それでＨ君がＩ君をつかまえて押さえつけたところ，怒ったＩ君が「Ｈ君をやっつけろ」と叫び，Ｈ君はきれて「殺してやる！」とすごみ，Ｉ君が「人殺し」とどなる，そんな光景が繁華街の真ん中で繰り返されたらしい。居合わせた大人がＨ君にどうしたいのかたずねると，「Ｉ君は自分をたたいたから謝ってほしい」といった。それを聞いていたＩ君が「それについては悪いと思っています，ごめんなさい」と謝るとＨ君も「いいよ」といって仲直りをしたそうである。Ｉ君は当時自分の気に入らない子どもがいると，「誰々をやっつけろ」と叫ぶので，相手がきれてすぐけんかになることが多いという問題をかかえていた。Ｈ君とのやりとりで，それとは別の普通の言い方をすることで，相手に対する怒りを伝えることができるという経験をしたわけである。これも大人の補償的な対応が媒介となっている。

2.「こっち向いて言ってくれる？」
——会話の協力の問題への補償的対応

第５章で紹介した自閉症のＸ君と母親の会話で問題となったのはＸ君が聞き手として誠実な態度を示していないということであった。その会話ビデオを分析してから３カ月後の別の会話のビデオでは母親が率直にわかりやすくＸ君に話しかけている姿が記録されていた。今回はＸ君が話し手で，場面はＸ君の算数の宿題を母親が見ているところである。Ｘ君は宿題の答えを学習ノートに書き込んでいった。その書き順は独特で，例外を含みながらも，ページの右端の問題番号を偶数にそろえていた。その意味について母親がたずねたことにＸ君が，解答用紙のページの右端が偶数になるように書いたと説明した後の会話である。

1．**母**：（Ｘ君が書き込んでいるノートを見ながら）ふーん，よくわからん。
2．**Ｘ**：がーん。（左の方向を見る）
3．**母**：え？（子を見る）
4．**Ｘ**：ふん！（ノートに書く）
5．**母**：ははは，ちょっと待って，ちょっと待って（子の腕を軽くたたきながら），どして？　だってほんとにわかんないんだもん。
6．**Ｘ**：ひでー（ドリルを見てかく），ひでーなー。万福丸は処刑された。（聞き取れないほどのささやき）
7．**母**：え？（子を見る）
8．**Ｘ**：ひどいなあ。（ノートに書きながら）

9．母：こっち向いて言ってくれる？
10．X：ひどい。（母を見てふくれる）

6でX君が「万福丸は処刑された」と答えを書きながらささやくように言った。その聞き取りに苦労した母親は，X君が視線を母親に向けて話すように9で下線のとおりリクエストを出したところ，10でX君が期待通り母親を見て話した。ただし，この会話ではX君は聞き手ではなく話し手である。この点は3カ月前の「見たいから聞いてないんやろ」の会話とは違う。それでも，視線を合わせて会話するという母親の目標は達成されている。

なお，万福丸とは戦国時代，近江の小谷城攻めの際に信長の家臣に処刑された浅井長政の嫡男で，母のことばはそれほどひどいことだというX君独特の表現である。また，X君はこの頃「偶数が好き」で，算数の回答も偶数問題右揃えで書きたかったとのことである。偶数が好きだったのは彼の出席番号や，誕生月，誕生日が偶数であるからということだった。自閉症の人の数字に対するこだわりにも本人なりの意味があることがこの会話からはわかる。X君の母親はこののち高校時代まで年に一度ほど筆者のビデオ分析を受け，X君の成長に応じて自分の対応を見直す試みを続けていった。X君の独特のコミュニケーションスタイルについての理解が進んだ母親は世間の荒波（たとえば第2章のスリッパのエピソード）を彼が乗り越えていくうえでよい相談相手となった。

「温度は200度に設定します」

第5章に登場した，「スリーツーワンゴー，スタート」「先生，何も起こらない」と言ってきた自閉症のE君の別の会話の協力の問題の例である。第5章のエピソードと同様に，5年生になったE君が話し手の際に聞き手である他児の注意を得ないで話している問題がまた現れた。自閉症の小・中学生が数人で焼きそばの準備をしている。各自分担して野菜を切っている。そろそろ用意ができた頃にE君がホットプレートのそばで話し始めた。

1．Ｅ：温度は200度。温度を200度に設定します。（誰を見るでもなく，また，全体を見回しもせず，ホットプレートのダイヤルに触れ，その周辺に目をやりながら叫ぶ）
2．他児：（３人とも反応せず，黙々とそれぞれの仕事を続ける）
3．筆者：Ｅ君，誰に言ってるの？
4．Ｅ：みんなに温度のことを確認しないといけないんだ。
5．筆者：じゃあ，みんな聞いてって言わないとだめだよ。
6．Ｅ：みなさん聞いてください。温度を200度にしていいですか？
7．他児：（３人それぞれに）200度？　どうしてですか？／あ，いいよ。／もうお肉焼きますか？

筆者は３と５で，Ｅ君に他児の聞き手としての注意を話し手である自らに向けるように働きかけることを提案した。Ｅ君は６でそれを実行に移し無事７で他児からの回答をもらうことができた。Ｅ君の会話の際の聞き手からの注意取得の苦手さは１年たったくらいでは改善しないものらしく４年生の時に一度筆者から指摘を受けていてもそれが身についていないのであった。また他の子どもたちも大声で叫んでいる子どもがいれば（しかもことばの内容は自分たちの焼きそばづくりに関係がある），自分たちに話しかけているのかという気を回さない点も１年前と変わりがなかった。こういう苦手さはＸ君の視線を合わせた会話のケースと同じように，改善に数年を要するのかもしれない。

「聞いてます？」－「聞いてます」

以下の会話例では，他者の提案を受け入れるかどうかの判断要請に返答する義務を果たすことと，話しかけられた際に聞き手としての注意を相手に向けることの２つが同時に子どもに求められており，上記の２つの例より込み入っている。８歳の自閉症の少年Ｊ君は母親に頼まれ畑でブロッコリーを摘んで袋に入れる作業の最中であった。左手にビニール袋をぶらさげ，ブロッコリーを切り取ろうとする右手のナイフが危なげなため，左手を添えるように母親が提案した。

1．**母親**：今度小松菜頼んでいい？
2．**J**：ちょっと待って。まだブロッコリーあるからそれとるわ。
3．**母親**：ふーん。片手添えた方が落ちた時拾えるんじゃない？
4．**J**：(片手を袋に添えながらブロッコリーをとる）よーし，切れた。
5．**母親**：うん刃先に気をつけてね。自分の顔にあたらないように。聞いてます？
6．**J**：聞いてます。(手元を見て切る）
7．**母親**：(通りがかった近所のおばあさんに）こんにちは。（Ｊ君に向かって）たくさんとれたね。
8．**J**：まだまだちょっとだけ。

Ｊ君はブロッコリーの摘み方に関する母親の提案３を受け入れるかどうかの判断要請には一貫して返答していない。しかし提案に沿った行動を４でＪがとっていたため，母親は無返答を受け入れた。ただ，Ｊ君が聞き手として注意を向けている態度を示さなかったため５でＪに返答するよう直接求めている。Ｊ君は６で聞き手であることを明示したが，提案の受け入れは示さないままである。このままでは母親にも不全感が残るだろうし，Ｊ君も提案についての判断要請に返答する必要を学ぶ機会を逸することとなる。

3．文脈との関連付けの失敗の補償さまざま

「帰りどうやって帰ってくるの？」

コミュニケーションの文脈に含まれるものは実に多様であり，「コミュ障」な子どもたちがことばと文脈情報とを関連付けるのに失敗するさまもまた多彩である。ここでは８人の会話例を見渡すことにする。

子どもが大人の発話が前提としている文脈情報に気づかない場合，大人が言語を活用して自分の伝えたいことを詳しく述べるようにするという補償方略を15歳の自閉症の高校生と母親の会話に見よう。男子高校生Ｋ君が，夏休みの実習先の工場に通う交通手段の話を母親としている。５日間の実習のうちの４日目に雨が降り，行きは自転車だったが，帰りは母親の車に乗った。帰宅後，翌日の交通手段はどうするかの話になった。K君は直前の会話の文脈に母親の質問を関連付けることに失敗する。

1．**母親**：行くんやったらどうやって帰ってくるの？
2．**K**：どうやって帰ってくるの？
3．**母親**：明日朝実習に行くやんかね。
4．**K**：実習に。
5．**母親**：午前中で帰るやんね。それでどうするの？　あんたは午後からどうするの？　午後まで仕事やるでしょう。で，どうやって帰ってくるの？
6．**K**：天候次第。

直前の会話の流れからすれば実習先への行き帰りについて話していることは母親には自明だが，K君は母親の前提が理解できず，２のように母親の発話を復唱する。３で母親が実習に関連した話であることを述べてもK君はまだ気づかない。５で母親が最初の質問の前提を詳しく述べ

ることでようやくK君は理解に達した。

「そろそろお片づけしますか？」

この会話例も先の高校生Ｋ君の会話例と同様に，大人が自らの意図を可能な限り詳しくかつあからさまに言うという補償を行っている。７歳の自閉症児Ｌ君は大学院生との週一度のセッションを終了する合意をつくることがなかなかできなかった。セッションを終わるタイミングであることを大学院生がそれとなく伝えても，ほとんど無視同然であった。

1．**大人**：おっじゃあそろそろ時間だし　片づけしますか？
2．**L**：（ブロックをいじったままで）んー。
3．**大人**：ねえ。
4．**L**：（ブロックをいじり続ける）
（中略）
11．**大人**：ねえねえＬ君そろそろお片づけしませんか？（Ｌ君の方をのぞき込む）
12．**L**：（５秒間くらいブロックをさわり，パチッとさせて大人の方に見せる）
（中略）
21．**大人**：じゃあまた今度飛ばす研究しようか。ねっ（Ｌ君の方を見る）。
22．**L**：（大人の方を見て，自分の手元と大人の方をちらちら交互に２回見た後，大人の方に向かってブロックを飛ばそうとする）

セッションの終了の誘いかけは１，11，21 の３回行われたが，いずれも効果をあげなかった。それで２週間後のセッションでは，このような不発のやりとりを重ねた後，筆者の提案に沿って可能な限りあからさまにかつ詳しく話しかけることにした。

大人：Ｌ君，さっきお母さんとね，あの時計が４か５くらいになったら終わりにしますって言ったんだけど，だからお姉さんはそろそろ終わらせたいんですが，Ｌ君はいつ終わりにしたいですか？

Ｌ：もうそろそろ終わらせたい。

この大学院生は，「ことばを増やしたら，終了まではスムーズだった。でも，お母さんに終了時間を伝えていることを一番先に伝えたり，Ｌ君にとってはけっこうキツめに“終わりにしなければならない”ことが伝わってしまったかな，と感じた。本当に終わりにしたかったのなら問題はないのだけれど，本当は終わらせたくないのに言わせたという可能性も考えられるのかな？　と私自身少しひっかかった」と感想を述べた。

物事をあるタイミングで終了することや開始することの交渉は自閉症児が相手の場合円滑に進まないことがよくある。大人の側があからさまに言うと伝わる。なかなかここまであからさまに言うのは大人にはためらわれるところであろうが，支援では考慮すべき事項である。

「きょうはふだんと同じようにできた？」

話し手の前提をつかんでそれに関連付けて話すということは自閉症児には難しいタスクのようで12歳の時のＸ君もそれに失敗している。大人側もそれに気づかせることがそう簡単ではないようで，このケースでは大人自身が最後に自分の最初の質問に最後で子どもにかわって回答している。Ｘ君が風邪で欠席した翌日教室で教師と話す。風邪は大丈夫かという話をした直後に教師が質問する。

1．**教師**：きょうはふだんと同じようにできた？
2．**Ｘ**：困ったことがあって，ちょっとあんまり音出んかってん。
3．**教師**：何の音出んかったん？　音楽，Ｘ，今何の役や？

4．**X**：合奏とかで，何か，ひっぱって，こうやって。
5．**教師**：ひっぱって？　アコーディオン？
6．**X**：アコーディオン，ちょっと音，出んかってん。
7．**教師**：弾けるようになったの？
8．**X**：出てんけど，ちょっと疲れた。
9．**教師**：疲れたよね，風邪なおったばっかりやもんね。Xのグループ誰や？
10．**X**：SとGとYとY。

教師は最初の質問１の前提に前日の風邪を含めている。しかしX君は風邪とは関係のない音楽の授業での困り事について話す。教師はその話題に反応した後で，最後にX君にかわって，やはり風邪の影響が学校での行動に影響したというところに話を落ち着かせる。

「コンパクトでもRV車の走り」－CMそのまま

８歳の自閉症の少年Z君は，新しい自動車を買おうとしている教師に，自分が気にいっている車種をすすめている。その車種のことを伝えるのにCMのことばをそのまま使う。

1．**Z**：えーとコンパクトでね，コンパクトで，えーとコンパクトでもＲＶ車の走りの車の方がいいか？
2．**教師**：コンパクトで？　コンパクトっていうのは，小さいという意味？
3．**Z**：うん。あ，えーとね，スズキに出てるものだよ。
4．**教師**：スズキの会社で出しているようなやつで，でＲＶ車というと，先生のあの車みたいなやつ？（庭においてあるクルマをさす）
5．**Z**：うん，そのような走り。
6．**教師**：うん，そうか。

7．Ｚ：あ，じゃあそのクルマで4WDのを買えばいいよ。そうするとね，自分で駆動方式調整できるよ。4WDハードだと普通の車の走れない道路でもスーッと通り抜けていけるし，アウトだと自動配分するしね。それでＦＦ状態がね，なんか切り替えでね，燃料節約できる走り。

8．教師：へー，それは何，スズキの会社の車なの？

9．Ｚ：うん，GMと共同開発したんだって。シボレークルーズだってよ。

10．教師：へー，どういう名前なんだろう。シボレークルーズ，クルーズ？　ちょっと書いとくね，シボレークルーズ。(書く)

11．Ｚ：(教師の手元を見る)

１の「コンパクトでもＲＶ車の走り」は，このクルマのTVコマーシャルそのままであった。そのＣＭを知らない教師に教えるには特殊すぎる表現であった。教師のフォーカスを狭めていく質問２，４，８が特殊すぎる対象指示の一般化と明確化の成功をもたらした。

「お・は・よ」は親愛の証

第５章で見た自閉症の女児Ｄさんが小学校１年生の時に遭遇した善意を誤解したエピソードをあげよう。彼女の通っていた小学校では教室の掃除の他に，階段など校内のあちこちの掃除を１年生から６年生までの縦割りのグループで分担する習慣があった。そこでは学年を超えた人間関係ができあがる。掃除当番が同じグループだった６年生の男児が，ある朝登校の途中，横断歩道で信号待ちをしていたＤさんを見つけ，肩をポンとたたいて「お・は・よ」とリズミカルに言ったらしい。Ｄさんはそれを暴力を振るわれたと誤解し，泣いて職員室に駆け込んで担任の女性教師に訴えたとのことである。それに対してこの担任が行った対応は見事であった。当該の６年生の男児を呼び，なぜ肩をたたいたのかを説明させ，それが親愛の情の表現であることをＤさんに解説した。それによりＤさんの誤解は解け６年生と握手して和解できたとのことであった。肩を軽くたたくという仕草を「たたかれた」と攻撃されたように誤解するということは幼少の自閉症児ではしばしばみられる。この担任教師のような解説をしてもらえると「お・は・よ」のことばの背後にある話し手の善意を理解するのに助けとなる。

「はじめましてっていう名前の人がいるよ」

筆者の研究室ではながらく10数名のクライアント（自閉症や学習障害の子ども）の定期的な相談支援を引き受けてきた。大学院生や学部の４年生がそのスタッフとなってくれた。身分が学生なので毎年卒業していなくなってしまう人が出ると，子どもの担当者が新しくなり，年度初めに互いに紹介し合う必要が生じる。そんな時６歳の自閉症児Ｏ君は自分の質問に対する，新しく担当者となった男の大学院生の第一声に驚愕した。

1．**O**：お名前は？
2．**大人**：はじめまして。
3．**O**:ええ！　はじめましてっていうの？
4．**大人**：いや，あのねえ。
5．**O**：変な名前だなあ，ニックネームなの？
6．**大人**：うん，いや，ああニックネームかな。

この直後，男の子は母親のところにとんでいき，「この大学にははじめましてっていう名前の人がいるよ」と報告していた。誤解を解くための筆者とのやりとりの中で，「はじめまして」が初対面の人同士の挨拶ことばだと彼が知っていることは確認できた。彼は，名前の質問に答えることとは別の心の動きを男子院生に想定できなかったようである。男子院生は名前を答える前にまず挨拶したのだという筆者の説明は腑に落ちない様子であった。第４章で述べたように，大人同士の会話には，発話の文字通りの意味に沿ってメッセージをやりとりするケースと，発話の背後にある相手の心を想定しながら会話するケースとがある。前者は「コードの伝達」，後者は「意図明示推論的伝達」と呼ばれる（スペルベルとウィルソン）。その例は33ページに示したとおりである。「コードの伝達」では名前の質問のあとには答えがくる。「意図明示推論的伝達」（33ページの推論の伝達：Sperber & Wilson, 1993）では，質問者の心についての応答者の想定（たとえば「自己紹介しあおうとしている」等）にかかわる，名前以外の発話が可能だ。男子学生はこれに従っただけなのだが，O君のような自閉症の人は前者を習得可能だが後者の習得には困難を来している。筆者が行ったような解説による補償が必要となることが多い。

「じゃあ嫌いなものは？」

４歳のアスペルガー症候群のＰ君と，彼が通っていたクリニックのスタッフとのコミュニケーションである。クリニックで筆者が偶然耳にしたものの聞き書きで，文字転写資料はやや正確さに欠けるかもしれないが，アスペルガー症候群幼児のコミュニケーションでみられる問題の一端をよく表している。以下で記す○○教室はクリニックの通称である。なお，その近辺あるいは室内には鉄棒は存在しない。

1．**大人**：○○教室で好きな物なに？
2．**Ｐ**：トミカ。
3．**大人**：じゃ，嫌いなものは？
4．**Ｐ**：鉄棒。
5．**大人**：<u>○○教室</u>で嫌いなものは？
6．**Ｐ**：滑り台。

大人の質問３は質問１を踏まえている。「じゃ」がその標識となっている。しかしＰ君はそう受け取らなかったようで，質問３への答えは最初の質問の延長線上からそれている。隣り合う二つの質問の関連に彼は気づいていない。連結する２つの発話の関連を見つけるのは，橋渡し推論（bridging inferences：井関，2006）と呼ばれる。たとえば，“ドロシーはバケツの水を火に注いだ。火は消えた”という文章を読んだ時に，それぞれの文の述べる内容を理解しただけでは，テキストの述べる状況を適切に理解したとはいえない。この文章から整合的なテキスト表象を構築するには，２文目の述べる“火が消えた”という状態変化が１文目の“水を注ぐ”という行為の因果的帰結であることを推論しなければならない。このように，入力情報と先行情報の間のギャップ（“水が”火を消したことは文章中では明示されない）を埋めることによって両者を関係付ける橋渡し推論は整合性の確立に貢献する。大人の１と３の質問は隣同士ではないが，その関連をつかむには橋渡し推論に似た作業が必要となる。大人が的確な答えを得るには質問３でことばにしなかった部分（下線部）を質問５で述べる必要があった。このような語用論的な補償を行うことが支援となるケースである。

「(Eに) なっちゃった。どうする？」ー無言

８歳の自閉症の少年Q君は電池で動くオーディオカセットデッキを操作している。電池のインジケーターがEmptyのEをさす。学校内の事務室にいって電池をもらってくることが必要となった。

1．Q：あっー，Eになっちゃったー。(教師にカセットデッキを差し出す)
2．教師：なっちゃった。どうする？
3．Q：(無言)
4．教師：もらいにいってくるか？
5．Q：うん。
6．教師：どういうふうにいってくる？
7．Q：(無言)

8．**教師**：失礼しますは？
9．**Q**：失礼します。うーん，なんていうんだっけ？
10. **教師**：まず名前言わないと。
11. **Q**：Qです。このテープレコーダの電池が切れそうなので単3の電池をください。
12. **教師**：いいねー。
13. **Q**：うん。

教師の疑問詞を用いた疑問文による明確化要請（2，6）にQ君は反応しない。教師がはい・いいえで答えられる疑問文（4，8）を用いるとQ君は返事する。こうして教師に支えられてQ君は事務室で言うべきことば（11）を自ら作り出すことができた。疑問詞質問は文脈を構成するさまざまな情報を回答者から引き出そうとするものである。自閉症の子どもたちは，Q君のようにその情報（ここでは，名乗り，テープレコーダの電池，単3）を知っているにもかかわらず，疑問詞質問には答えることができない場合が多い。筆者の研究（Oi, 2010）では日本語を話す7歳から15歳の自閉症の子どもたちは，母親の疑問詞質問に対する回答が，はい・いいえ質問に対する回答と比べて意味的に不十分である度合いが定型発達児群よりも強かった。また，黄愫芬と行った台湾での研究（Huang & Oi, 2013）でも同様の結果（ただし台湾の場合は「ご飯を食べますか？　お茶を飲みますか？」というような選択質問及び「好不好」（好きか好きでないか）というようなA-not-A質問に対する回答）が得られた。自閉症の子どもとの会話では疑問詞質問に対して十分な回答が得られない場合ははい・いいえ質問や選択質問（A-no－A質問は日本語にはない）を用いて補償的に対応することが望ましいといえる。

Ｙさんの思い

○それにしてもＥ君の会話の際の聞き手からの注意取得の苦手さは１年たったくらいでは改善しないものらしく４年生の時に一度筆者から指摘を受けていてもそれが身についていないのであった，という筆者の記述について。

Ｙ：注意をわざわざ集める必要性がわからない。目立つからいつも注目されているだろうし。（Ｙさん自身は聞き手の注意を得て話す技能はもっているが，第三者であるＥ君にそれが欠けているという話は理解できないらしい）

第10章

「コミュ障」を責める大人，責めない大人

ことばのネガティブな響きからすれば「コミュ障」はあまり社会から歓迎されないようだ。第１章，第２章，第３章，第５章で紹介したケースの多くで，不適切発言をした子どもは大人や友達に冷たい目で見られていた。中には殴られたり首を絞められたりしたケースさえあった。しかし，第９章でみた大人たちは「コミュ障」に対して親切にふるまい，子どもとのコミュニケーションを成功させようと努力していた。この違いはどこから来るのだろうか？

1．自閉症指数が高いほど母親は「コミュ障」を責めない

自閉症スペクトラム指数（AQ：Autism Spectrum Quotient）という自己記入式のチェックリストがある（三京房）。自分がどれだけ自閉症の特性をもっているかがわかる。「社会的スキル」「注意の切り替え」「細部への関心」「コミュニケーション」「想像力」の５つの下位尺度に10問ずつ，全部で50問ある。「何かをする時は，一人でするよりも他の人といっしょにすることを好む」（社会的スキルの逆転項目），「同じことを（同じやりかたで），何度もくりかえすことが好きだ」（注意の切り替え），「他の人は気づかないような，小さな物音に気づくことがしばし

ばある」(細部への関心)，「自分ではていねいに話したつもりでも，話し方が失礼だと周囲の人から言われることがよくある」(コミュニケーション)，「小説などを読んだり，テレビドラマなどを観ている時，登場人物の意図や感情などをよく理解できないことがある」(想像力) といった項目ごとに，「あてはまる」から「あてはまらない」まで４段階でチェックする。50点満点で，32点以上だと自閉症である可能性が高い。ただしこれは診断テストではないので，32点以下でも自閉症の人はいるし，32点以上でも自閉症でない人もいる。

英と筆者ら (Hanabusa et al., 2018) はＡＱを小学生の母親100名に実施してもらうと同時に，第８章で示した「子どものコミュニケーション・チェックリストCCC-2」のうちの表8-1 のＤからＨまでの語用障害25項目について，「もし自分の子どもにそれが見られるとしたら」と仮定して，その場合「問題だと思う」から「問題だと思わない」まで４段階で評定してもらった。すると，ＡＱの総得点が高い母親ほど語用障害を「問題だと思う」度合いは低かった (図10-1)。そこには統計的に有意な負の相関があった。ＡＱの５つの下位尺度の中では，「コミュニケーション」と「想像力」の得点が高いほど，やはり語用障害を「問題だと思う」度合いは低かった。同じく統計的に有意な負の相関があった。他の３つの下位尺度は語用障害の評定と相関がなかった。

この結果から言えることは，自閉症に似ている母親ほど「コミュ障」に寛容であるという可能性があるということである。似た者同士は互いを許し合うということだろう。ＡＱの５つの下位尺度のうち「コミュニケーション」は大人の「コミュ障」そのものを扱っている。「想像力」はコミュニケーションで他者の心の内を想像することと関係している。小説やドラマが苦手という人は「推論のコミュニケーション」が下手な「コミュ障」の可能性がある。ＡＱの高い人，中でもＡＱの「想像力」や「コミュニケーション」のスコアが高い人は「コミュ障」な子どもを責めないとすれば，親子関係や教師－生徒関係も悪くならないかもしれない。もちろんＡＱが低いからといって「コミュ障」とうまく付き合えないとは限らないだろう。子どもの欠点が良く見える人は，それを補償する必要性もよくわかるかもしれない。またAQが高いからといって「コミュ障」とうまく付き合えるとは限らないかもしれない。大人と子どもの両方が「コミュ障」なら，衝突するリスクも高まるかもしれない。

言えることは自分がどの程度自閉症の特性をもっているかどうかを知ることは，「コミュ障」の子どもと付き合う時に自分の強みをどこで発揮すればいいか予測がつくということである。AQの高い人は「コミュ障」の子どもに対してこだわりなく付き合える可能性がある。逆に低い人はコミュニケーションのどこで子どもを補えばいいかがわかる可能性がある。なおAQもCCC-2と同様に専門家に依頼しないと実施できない。

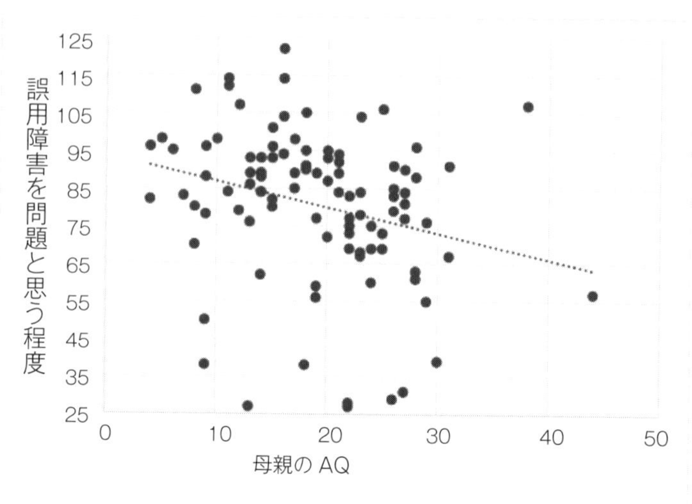

図10-1　AQ（横軸）の高い母親は語用論の障害に対して問題だと思う度合い（縦軸）が低い（Hanabusa, Oi et al., 2018, PLoS One への投稿原稿から作成）

2. 自閉症の人は自閉症の人のコミュニケーション・エラーを不適切と思わない

前節で見たのは「コミュ障」な子どもとかかわる一般の大人の特性であった。本節で見るのは，自閉症の成人が起こしたコミュニケーション・エラーを，定型発達の成人は不適切と思うのに対し別の自閉症の成人が不適切とは思わない事実である。子どもの問題からは離れるが，大人で言えることは子どもにもあてはまる可能性がある

福田と筆者ら（福田ら，投稿中）は自閉症成人の会話と定型発達成人の会話の中にコロケーション・エラーが含まれているかをまず検討した。コロケーション・エラーとは「ビタミンを食べる」（正しくは「ビタミンを飲む」），「アルバイトをもっている」（正しくは「アルバイトをしている」）など，日本語を学習している外国人話者が作り出す間違った単語の共起関係のことをさす。もちろんエラーは外国人だけでなく，子どもでもときおりある。辰巳・大伴（2009）によれば，「棒を破いてる」といったエラーは自閉症児でよくみられるが定型発達児でも生じる。さらに本節で示すように自閉症成人で見られる。しかし，福田と筆者ら（福田ら，投稿中）は定型発達成人の発話約６万語をチェックしたが，コロケーションエラーはなかった。これに対し自閉症成人では約８万語の中で 25 のエラーが見られた。１時間当たり３回程度である。表10-1 にその一部を示した。

次にこれら 25 のコロケーション・エラーと，定型発達成人の発話からランダムにピックアップした 25 の正用コロケーションを合わせて，自閉症成人20名と定型発達成人20名に，「適切である」から「不適切である」まで５段階で評定してもらった。なお，評定した自閉症成人はコロケーション・エラーをピックアップした対象の自閉症成人と重なっていない。その結果が図10-2 である。

自閉症成人も定型発達成人も，定型発達成人からピックアップした正

用については同じように「適切」とみなしている。一方，自閉症成人からピックアップした誤用については定型発達成人に比べて自閉症成人の方が「適切である」と評定する度合いが強い。平均は3.5 くらいなので，「どちらかというと適切」と「どちらでもない」の中間程度である。

表10-1　自閉症成人のコロケーション・エラー（誤用）の例
（福田・平谷・三浦・大井，投稿中）

誤　用	正用（筆者らが推定）
早回しでしゃべる	早口でしゃべる
自信を出す	自信を持つ
注意をはかる	注意を向ける
写真に押さえる	写真にとる
目つきが縦になる	目を細める

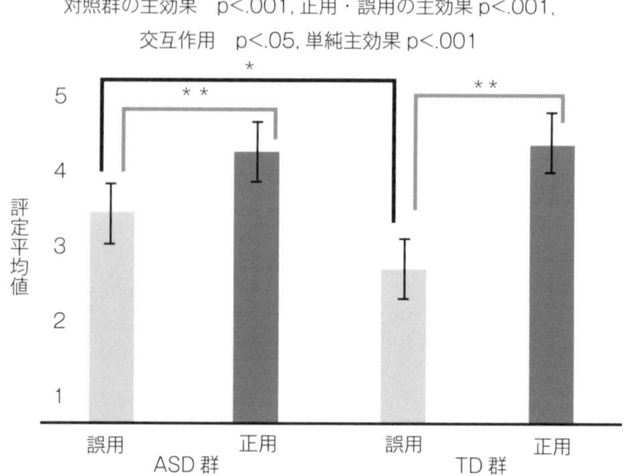

図10-2　自閉症（ASD）群と定型発達（TD）群におけるコロケーションの誤用と正用の評価平均値（福田・平谷・三浦・大井，投稿中）

これに対して定型発達成人は2.5程度で「どちらかというと不適切」と「どちらでもない」の中間くらいである。この違いは統計的に有意である。なお，自閉症成人も定型発達成人も，正用の方を誤用に比べて，より「適切」とみなしている。これも統計的に有意である。子どもに同じ課題をやってもらえればいいのだが，このような単語の共起関係（コロケーション）の適切・不適切という言語意識が生じるのは小学校高学年以降と予測される。

筆者は自閉症の子どもや成人の小集団活動にたずさわってきたが，そこでは自閉的なコミュニケーションの失敗に対する非難やブーイングなどは聞かれなかった。お互いコミュニケーションが苦手なもの同士なので，失敗に気づかない可能性もあり，コミュニケーションについて彼らのペースで学習していける環境がそこにはあると考えられた。その実態の一部は第5章に示した通りである。

Ｙさんの思い

○ＡＱが高いからといって「コミュ障」とうまく付き合えないかもしれない，という記述について。

Ｙ：同じコミュ障だからうまく付き合えるとは限らない。お互いにコミュ障なために衝突という問題から，同じ発達障害でも仲良くやれるとは限らないことを思い出す。

○自閉症児者同士は，お互いコミュニケーションが苦手なもの同士なので，失敗に気づかない可能性もあり，コミュニケーションについて彼らのペースで学習していける環境がそこにはあると考えられた，という記述について。

Ｙ：習熟度別クラスか。コミュニケーションという芸事のお稽古では究極のゴールは「定型並み」の段位取得になるのだろうか？

第11章

「コミュ障」な子どもと定型発達の仲間とのかかわりあい

幸運なケース

ここで紹介するような観察を実際に行うのは容易ではない。X君と３人の仲間たちと出会えたことは筆者らにとってラッキーであった。それは自閉症児がなかなか定型発達の仲良しをもつことが難しいという点においてもラッキーであった。

1．定型発達の子どもとの仲間コミュニケーション

すでに幾度も登場したX君には10歳から15歳で高校がばらばらになるまで，仲の良い男の子の友達が３人いた。家も近所で放課後も小学校時代はしょっちゅう一緒で，中学に入ってからも時折一緒に遊んでいた。同じクラスに３人の誰かがいる状態が小学校２年から６年までの５年間続いた。小学校時代は仲が良いだけに，友達がX君の不適切な振る舞い（何かに失敗し，つらくなって教室から突然出て行く，ふざけすぎていざこざを起こし非難されて窓から飛び降りようとしたり，切腹のまねをしたりする）が許せないという気持ちも余計であった。11歳の春に３人の批判に対するX君の被害感情が絶頂になった頃，母親が３人にX君の障害を告げ，X君は３人と仲良くしたいが非難されたりからかわれたりするとつらいことを話した。また筆者が彼らにトラブルの場面のビデ

オを見せて，X君の言いたいことが３人に誤解されていることを教えた。それ以降，３人はX君が何か不適切なことをしても強く非難せず，軽くいなすようになった。また，誰かひとりがX君とトラブルになった時はそれぞれが仲裁に入るようになった。12歳の時X君が周りからの非難や悪口に弱いため，互いに15分くらい悪口を言い合って耐える練習をしたそうである。これでX君は悪口を言われても我慢できる自信がついたとのことであった。また，X君のふざけすぎに対してそれを抑制するようにそのつど忠告するようにもなっていた。中学に進学して，クラスでX君がからかわれた時も３人の誰かがからかった相手を押さえてX君を助けることが見られた。

こうした仲間関係は，X君の母親，３人の友人たちの母親，学校，それに筆者の連携にバックアップされていた。周囲の大人が自閉症の子どもを含む仲間関係を気長に見守り，ここぞという必要な時に支援を行うことが有用なケースであった。また，仲間からコミュニケーションについて学ぶだけでなく，自閉症の子どもが被害感を強める小学校高学年の時期を乗り越え自己理解にいたるきっかけとなると思えた。その経過を詳しく見てみよう。

2．10歳から11歳の波乱を越えて

10歳まで

筆者がX君と初めて出会ったのは彼が５歳の時である。きっかけは「学習障害の疑いはないか？」という母親からの質問であった。大学のプレイルームで30分ほど遊んでいる様子を観察し，彼の示したことばの巧みさとすぐれた知性の発露から，いとも簡単に学習障害の可能性を否定したことを覚えている。普段なら面接にはもっと時間をかけ，いくつかの検査もし，当然面接所見を文書に残すのであるが，この時はなん

と記録すらとっていなかった。この判断は学習障害の有無については間違いではなかったが，別の面では完璧な失敗となった。彼の一時的な不登園の既往やその後小学２年の時に小児科でADHDと診断されることになる行動特徴についても母親からよく聞いておくべきであった。

同じプレイルームを彼が再び訪れたのはそれから５年たった10歳の秋である。その年の夏休み明け，筆者は別件でたまたま彼の通う小学校を訪れた。そして，同級生の些細な一言にきれて暴れ，勉強の失敗などからしょっちゅうトラブルを起こし，また授業中再々教室を出て行く５年生の男の子についての相談を受けた。その男の子こそX君であった。数週間後にプレイルームを訪れた彼の様子からアスペルガー症候群であることはすぐに見て取れた。前後して小児科での診断も変更になった。

４年生までのX君は，忘れ物が多く集団行動がとれないが，注意すればわかってくれ，友達にも「ごめん」を連発する気の優しい子だと母親には映っていた。ただ，担任の見る姿はやや異なっており，入学したての頃はチャイムが鳴っても教室に戻ってこなかったり，いつの間にか教室からいなくなったりしていた。１年生の１学期の半ばまでそれは続いたそうである。担任に話しかけるが一方的，友達と一緒に遊べないなど気になる点があったもののX君自体はいつも楽しそうにしていた。２年生の２学期頃できないことがあるとひっくりかえって暴れたりすることがあり，３学期には宿題を忘れたと気づいたり友達に失敗を指摘されたりすると隣の空き教室に出て行ったりした。しかし，３年生は順調で同級生とドッジボールやサッカーを楽しむようになり，勉強も得意になり，４年生ではほとんどトラブルもなくなったそうである。５年生では学級委員に立候補したりクラスの仕事を進んで引き受けたりなど意欲的な１学期であった。

10歳過ぎからの１年間

転機は５年１学期の終わりにやってきた。家も近所で同じクラスの大の親友A君の冗談やからかいに突然過敏に反応して暴れるようになったのである。そのまま突入した夏休みは悲惨だったようである。というのもＡ君を含めて，それまで毎日のように一緒に遊んでいた，クラスが同じで家も近いやはり大の仲良しのＢ君，R君の３人と一緒に過ごす時間が一気に増えたからである。負けてもゲームの順番を変わらないなどＸ君の自分勝手な行動がきっかけだったようであるが，彼に３人からの非難が集中したらしい。夏休みがあけて仲良しとのトラブルは学校に持ち込まれた。担任の先生も驚くほどクラスで頻繁にトラブルが起きるようになった。他の３人のうそや冗談，からかいなどが理解できない，Ｘ君自身のことばの選び方や使うタイミングが悪く，３人から思わぬ反撃にあう，授業で自分の思うようにできなかったり点数が悪かったりするときれるといった具合である。母親は荒れるＸ君のことばに耳を傾ける努力をした。「俺はみんなと違って暴れたりするし，友達が無くなりそうで心配だ」「何で俺ばかりいやな目にあうんだ」「俺は，暴れたくない，お母さん，俺の記憶を消してくれ」。悪夢で眠れない日々を送っていた彼が話したのは友達の悪口の意味が５年生の１学期までわからなかったこと，それが「わかる」ようになったこと，そのため何年も前に言われた悪口を急に思い出して友達をたたいてしまう，「つらい，暴れたくなかった」という後悔であった。平穏でいる時はＸ君と３人の友達は本当に仲良しだったのであるが，もめ始めるとＸ君の被害感が急激に高まるということが繰り返された。

彼が傍目にもつらそうだった時期は５年生の夏から６年生の１学期まで続いた。それはまるで止まない嵐に見舞われたかのようであった。母親にとっても，また本人自身にとってもあたかも不意打ちをくらったかのような出来事だっただろうと思える。小学校時代を通じてほとんどの学年を担任することになった先生にとっても，それは低学年の頃のＸ君の行動上の問題とは大きく異なっているようにみえたとのことであった。

波乱のさなかの仲間コミュニケーション支援 ──「ただの独り言だよ，ばかたれ」

５年生の３学期から６年生の３学期まで子どもたち４人に２か月に一度の割合で大学に遊びに来てもらい，彼らの了承を得た上でその様子をビデオにとった。初回のビデオの中でトラブルが生じている場面の会話のやり取りを文字に書き起こして分析し，Ｘ君及びトラブルの相手の子どもを個別に，その場面を再生して見せた上でインタビューした。その２か月半後に同じビデオを４人で見る機会を設けフィードバックを１回行い，さらに毎回遊んだ後の感想を４人それぞれに述べてもらい話し合った。このほかＡ君，Ｂ君，R君の母親たちにＸ君のコミュニケーションの特徴及び彼らとＸ君のかかわりについて知らせた。子どもたちがＸ君についての不満を口にした場合は否定せず，よく話を聞くように依頼した。

初回のビデオを見ると，トラブルのきっかけとなったＸ君の発話はプレイルームでの１時間の間に20回以上あった。一例が第１章の冒頭にあげたものである。再掲する。場面は数人の子どもが入れるボールプールにＸ君がつかっている時，ボールプールの囲いにＢ君が誤ってぶつかりＸ君に怒るほどでもないごく軽い衝撃を与えたところである。

X：何すんだばか，（小声でつぶやくように）ぶっ殺すぞ。
A：ぶっ殺すやって。
X：うそ。
B：おれにゆったろ。
X：ただの独り言だよ，ばかたれ。
B：（Ｘ君の頭をこぶしでたたく）

下線部の発話がＢ君を怒らせてしまった。Ｘ君に何を言いたかったのかインタビューしたところ，こういえばＢ君が怒らないようにできると思ったとのことであった。この時のＸ君はおかしそうにわらいながらビデオを見ていた。同じ場面をＢ君にもみてもらったが，彼の言い分はＸ君が怒るほどぶつかったわけではなく，下線部でのＸ君は態度が悪いということだった。このようなＸ君の発話をめぐる行き違いはＡ君やＲ君との間でもしばしば見られた。Ｘ君のことばは意図を伝えるために適切に選択されていなかった。中でも筆者自身が驚いたのは次のような例である。やはり第５章に示したものを再掲する。

Ａ君とふざけあい，互いにボールをぶつけあったり，押さえつけあったり，首をしめあったりしている場面の途中でＸ君は次のように話した。この時Ａ君はふざけているように見えたが，Ｘ君はそれをやめたがっているように見え，「勘弁してくれよ」と半べそをかいていた。

Ａ：Ｘじゃんけんしよう。
Ｘ：あんた誰？
Ａ：おれ，Ｘ。
Ｘ：じゃあ，おれＸっていうの？
Ａ：ああん？
Ｘ：じゃあなんでＸって呼んだの？
Ａ：はあ？　何，ばかじゃねえの。

この場面のビデオテープを見せて一人ずつインタビューしたところ，Ａ君はＸ君の下線部の発話をふざけて言っているものと考え，自分もふざけたと答えた。しかし，Ｘ君の真意は自分を押さえつけたりボールを投げつけたりするのをやめてほしいというものであった。驚いた筆者がＡ君の立場でＸ君にボールをぶつけたとして，それをやめてもらいたい時はなんと言うのかたずねると，Ｘ君は「お名前はって言います」と答えた。相手によって丁寧さは変わるものの，既知の相手の名前を聞くことでふざけあいの中止を求める点は２つの発話に共通である。どこで覚えたことばかＸ君にも記憶がないとのことであった。

インタビューから数週間後，ここにあげた例のようにことばの不適切な選択をきっかけとしてＸ君と友人たちとの間でトラブルが起きていることを彼らにフィードバックする機会をもった。ところが案の定というべきかＸ君は，ビデオを再生した後に話し合いを始めようとした途端逃げるように部屋を出て行った。別室で一人たたずんでいるＸ君に彼のいないところで友人たちとビデオを見て話し合ってもいいか許可をもらって，Ａ君，Ｂ君，R君たちにＸ君の発話の意図が彼らの解釈したのと違っていることを上記のような例をいくつかあげて説明した。

３人は思うところがあったようである。それから１カ月後に大学にやってきた彼らはＸ君を強い口調で非難することはあまりみられなくなっていた。Ｘ君の不適切なふざけはそれまで３人の怒りをかっていたのであるが，この時３人は「Ｘそれくらいにしとけ」などと軽くいなすようになっていた。Ｘ君も「悪い，悪い」と素直に謝り，泣き叫んだり暴れたりはしなかった。その回からビデオは見せず，遊んだ後にそれぞれの気持ちを話し合う時間をもつようにした。これにはＸ君も不承不承加わった。当然そこでＸ君の言動についての批判が３人から出てきたが，３人はもう以前のような非難がましい言い方はしなかった。それに対してＸ君は「介錯してくれ」とよく使う手である「切腹」のまねをして許しを請うた。彼によれば戦国武士が切腹によって主君に詫びを入れれば許されるというのをまねているとのことであった。実際彼は３人の友達を「殿様」で自分は「家来」だと例えた（ちなみに筆者は「家老」であった)。

春休みがあけて６年生になった彼らの間で興味深い出来事があったことをＸ君の母親から聞いた。他者からの非難にすぐきれてしまうＸ君のために，３人の友達が悪口を言い続け，Ｘ君がそれに耐える練習をしたこと，15分我慢ができたと母親に報告したとのことである。子どもたちの知恵と友愛に筆者は深く打たれた。

他の同級生や下級生とのトラブルはあいかわらずだったものの，３人の友達とのそれは目に見えて減少したとのことであったが，１学期の終わりにちょっとした誤解がもとで起きたトラブルが大きく発展しこじれてしまい，X君の母親は３人の友達に彼の物の感じ方や行動の仕方を説明した。３人は今更わかりきったことを言うという反応だったようで，その場ではX君との間で起きた出来事をいろいろ思いだして盛り上がっていたらしい。しかし，その後X君へのピリピリした感じはなくなり，相変わらず４人の間で喧嘩はあったものの，以前のようにX君が反省するまでしつこくというやり方は影を潜め，むかついた事実を言うだけで終わったり，怒るのをこらえたり，X君に謝ってくれたりするようになったそうである。６年生の２学期は４人組の付き合いは続いているもののほとんどトラブルはなくなった。そしてこの頃からX君は落ち着きを取り戻し，教室から出て行くこともなくなり学校行事でも活躍する元気な姿がまたみられるようになったのである。

なお，最終章でも紹介するようにX君と３人の友達の交流はその後も長く続いた。X君が大学進学を機に関西に移り住んだ後も，時折金沢をたずねて旧交を温めることがしばしばであった。後述するように，それがX君の社会適応の支えとなったこともあった。

第12章

「コミュ障」との付き合い方

1．ランダム化比較試験を通った「コミュ障」対策がほぼない

結論から言うと，残念ながら「コミュ障」（すなわち語用障害）の改善や克服に有効だとされる，確実なエビデンスのある支援法はほとんどない。ここで確実なエビデンスというのは，医薬品の臨床試験で標準的に行われている，ランダム化比較試験を用いて得られたものをさす。この方法のポイントは，改善度を客観的に評価できる手法の使用，偽薬（プラセボ）などを施す治療しない群（コントロール）の設定，二重盲検法によりどの群が治療群かを研究者にわからないようにし，さらに治療群とコントロールをランダムに割り当てるところにある。ここまで厳密な手順を筆者自身はとったことがない。筆者がかかわった「コミュ障」対応のアプローチのうち，後述するPEERS（Program for the Education and Enrichment of Relational Skills）は，開発されたアメリカの他，韓国，イスラエル，香港でランダム化比較試験が行われ有効性が確認されている。日本では山田と筆者ら（Yamada et al., 2019）がPEERSを実施したが，条件が整わず，二重盲検法とランダム割り当てを行っていない。

と，これで終わりとしてしまうと身もふたもないので，「コミュ障」への対処法についての筆者の推奨する当面の方略を示しておきたい。「コミュ障」は日常生活で何気なく顔を出すので，それに出くわした時の心構えに役立てていただきたい。

第５章と第９章で紹介した「コミュ障」事例を参考に述べる。

1）コミュニケーションで何が起きているのかを冷静に理解する。子ども自身の意図を表現することばの選択が不適切だったのか，会話の協力の手続きが適切にとられていないのか，あるいは相手の感情や気分，意図，期待などの推定に失敗しているのか，瞬時に思いめぐらせるようコミュニケーションについての大人自身のメタ認知を高める必要がある。

2）子どもとのコミュニケーションの崩壊を修復する補償的な対応（第三者的な助言も含む）をとる。不適切な言語行為の真意をたずねたり，言い換えのモデルを示したりする。話す際は聞き手の注意を確保するように促したり，長すぎる発話を短くするように求めたり，一方的な話題変更に警告を与えたりする。また，会話の相手の感情・気分・意図・期待などを解説する，あるいは，ことばの丁寧さの程度や口調について見本を示す。

3）子どもに話しかける際は，失敗を非難せず，淡々と，かつストレートに単刀直入に話す。ことばは省略せず，詳しく述べる方が良い。

4）できれば，「コミュ障」な子ども同士のグループやペアでの遊びや活動の機会を利用する。コミュニケーションが苦手な子ども同士だと，失敗があっても互いを非難したりすることが少なく，定型発達の子ども相手とは違い不適切さを指摘されたりすることも少ない。そこでは大人が過剰に手助けして学習機会を奪わないようにする必要がある。

このような対応を取っていくことで，専門家やユーザーの間で経験が共有され蓄積し，「コミュ障」改善のための，ランダム化比較試験に乗せられるようなプログラム構築につながっていくものと期待している。

2．コミュニケーションに関するメタ認知を高める方法
──「なぜなぜ会話ルールブック」

大人のメタ認知を高めるのに適した方法は，コミュニケーションをビデオやスマホに録り，やりとりを逐一文字転写する作業を体験することである。それだけでもコミュニケーションを振り返り，自分がどのよう

表12-1 「絵でわかるなぜなぜ会話ルールブック」の記載例
（藤野・綿貫，2018）

コミュニケーションや会話のしくみ	それぞれのポイントの例
相手を見る	話したいと思ったときに相手を見る
相手との距離・向き	近づきすぎると不快・離れすぎるとよそよそしい
依頼する	頼み方は親しさ・上下関係・負担の大きさで決まる
感謝する	手伝ってもらったり，プレゼントをもらったり，大事なことを教えてくれたりしたら
謝る	持ち物を壊したり，汚したり，ぶつかったり，いやなことをいったりしたら
話す人を交代する	誰かが話しているときは聞くことに集中。終わったら話せる
会話を続ける	話題に関係のあることを言う。質問すると深まる。誤解が生じたら「こういうこと？」と確認する
わかりやすい話し方	○丁目○番地○号でなく，○駅の近く。思いついたまま全部を話さず，一番伝えたいことを
遠回しな言い方	暖房をつけてというと命令された感じ，この部屋寒くないですかというと押し付けられた感じがない
本心を言わないとき	欲しくないプレゼントでもありがとうというと，相手の気持ちを受け止める

にコミュニケーションしているかを内省する機会となる。それに加えて，ひとつひとつのことばが何を言おうとして話されたのか，また，相手にどう伝わっているのかを逐次追いかけていく作業ができれば内省の度合いは一層深まる。その際人間のコミュニケーションのもつ一般的性質を知っておくことは内省の鏡として役立つ。本書でも，子どもの「コミュ障」限定だが，コミュニケーションでどのようなことが起きるか，コミュニケーションやその失敗がどのような成り立ちであるかを示した。読者自身のコミュニケーション内省の役に立つと期待している。

このことについて最近非常に良い書籍が出版された。『絵でわかるなぜなぜ会話ルールブック』（藤野博・綿貫愛子，2018，合同出版）である。小学校中学年以上から大人までを読者対象として，語用論の広い領域について 32 のトピック（表12-1）に分解してわかりやすく書かれている。コミュニケーションを動かしている多様なルールを知ることで，子どものコミュニケーションのどこにつまずきがあるのかを洞察するセンスが磨かれると期待される。

3．PEERS（ピアーズ）

――「友だち作りの科学」がすすめるよい会話スキル支援

PEERS は UCL A のローガソン（Laugeson, E. A.）博士らが開発した，思春期・青年期にある自閉症や ADHD あるいは鬱の子どもにターゲットをおいた，友達づくりを目標とするソーシャルスキルトレーニング・プログラムである。日本では山田と筆者らが先駆けて実施し，『友だち作りの科学』（Laugeson, 2013，辻井正次・山田智子（監訳），金剛出版）として紹介され，その実践に向けて山田と筆者らにより『友だち作りの SST ― 自閉スペクトラム症と社会性に課題のある思春期のための PEERSトレーナーマニュアル』（Laugeson & Frankel, 2010，山田智子・大井学・三浦優生（監訳）山田智子（訳），2018，金剛出版）

も刊行されている。

プログラムの主要な柱のひとつが「よい会話」,「会話を始めること・会話に入ること」,「会話から抜けること」,「ネット上でのコミュニケーションをうまくこなすこと」など，コミュニケーションに関するものである。表12-2 に「会話に入る」についてのトレーニングのポイントを示す。

表12-2 PEERS で学ぶ会話のルールの例 (ローガソン＆フランクル，2018)

「会話に入る」のステップとルール

ステップ1：見る・聞く
- 自分が知っている人がいるか？
- 話題は自分の知っていることか？
- 良い雰囲気で話しているか？

ステップ2：待つ
- 側に近づいて，興味があることを示す
- 時々目を合わせる
- 会話の間を待つ

ステップ3：加わる
- もう少し近く
- 会話に関するコメントや質問をする
- 個人的な話を避け，一人でしゃべらない
- 受け入れてくれているかを見る

第13章

「コミュ障」な大人が見た 子どもの「コミュ障」

1．26歳になったX君と母親の振り返り

ここでは，第１章から第12章までの原稿を26歳になったX君と彼の母親に読んでもらい，子ども時代の振り返りをしてもらった。またX君の現在の職場でのコミュニケーションの苦労もあわせて紹介してもらった。

〈東日本大震災で感動しました，について（2ページ）〉

母：これって，責められて終わったんかなあ。先生が間に入ってみんなで話し合ったんかなあ。「感情をゆすぶられた」って意味で言ったんじゃないのかなあ。

X：「感動して泣く」と「悲しくて泣く」の違いがわからなくて同一視していたんじゃないか？

母：なるほどな。そういう解釈もあるなあ。

〈ただの独り言だよ，ばかたれと言ってなぐられたこと（3ページ）〉

X：これ，全く覚えてない。遊んだりもめたりしたのは覚えてるけど，内容は覚えてない。ていうか，悪口の練習は教育上よろしくない

やろ。

母：我慢の練習のことも覚えてないの？

X：全く覚えてない。

母：確か，A君たちのお母さんがこの出来事を知った時に，「これっていじめにならない？　X君に申し訳ないわ」って感じのことを言ったことがあって，A君たちなりの友情やから怒らないであげてって感じのことを頼んだ記憶があるわ。A君たちへの信頼があるからお母さんもそう思えたんやろな～。

〈あんた誰？（37ページ）〉

母：これも覚えてない？

X：うん，全く覚えてない。こういう言い争いは多すぎて印象に残ってない。

母：そっか……。たとえば，お母さんの場合は子どもの頃に兄弟げんかをした時に私だけおばあちゃんに怒られて「なんで私だけ怒られるの？」って理不尽に感じた記憶とかあるねんけど，Xの場合は昔の出来事は思い出せても，当時の自分がどう感じていたかを思い出すのは難しいって感じ？

X：部分部分は思い出せるけど，経緯とかどう思って言ったかは覚えてない。

〈聞いてないんやろ（39ページ）〉

母：これ，なつかしいな～。覚えてる？

X：これも覚えてない。「しがない」はなんとなく覚えてる。ていうか，こういう黒歴史は読むのがつらい。目の前に過去の自分がいたらぶんなぐりたくなる。

母：子どもの頃のことやし成長したってことやん。

X：他人のことなら許せるけど，自分のことは許せん。

母：相変わらず自分に厳しいな～。もうちょっと自分の味方になってあげたらいいのに。

X：大金つまれても無理。

〈母に聞いてみないと（42ページ）〉

X：これは出来事すら全く覚えてない。フリーマーケットをしたのは覚えてる。

母：そうなんや……。年齢とか立場とかによって人とのかかわり方を変える必要がある時ってあるやん？　他人行儀って言われたりくだけすぎって言われたり……そういうことばづかいや態度の使い分けって難しい？

X：難しい。人との距離感をつかむのが難しい。

母：そんな時どうしてるの？

X：なんもできん。

母：仕事では？

X：仕事は基本，他人行儀やし。

母：まあ，それが無難やわな。たとえば，かたいな〜って言われても失礼な態度ではないやん。でも，なれなれしいのは相手を不快にさせることがあるやろ？　そしたら，ムッとされるよりも苦笑される方を選択しとけばいいんじゃない？　そういうこと？

X：うん。だから，距離をとるのは簡単やけど，相手と仲良くなろうと距離を縮めようとするのが難しい。自分から動くのはあきらめてる。基本相手まかせにしてる。

母：そういえばさ，大学生の頃，一人で金沢に遊びに行ったことがあって，帰りにお土産の入った紙袋が破れて両手に抱えてたら通りがかりの人が「使ってください」って紙袋をくれて感謝して帰ってきたことがあったよね。あれってすんなり受け取れたん？

X：あれはすんなり受け取れたわ。ほんとに困ってたし。

母：そっか。状況の把握の仕方が成長したことで変わったんかもね。

X：うん。そうやと思う。

〈万福丸は処刑された（82ページ）〉

母：これって今でも目が合わへんことってよくあるよね。私，つい「聞いてる？」って言ってしまうもんね。

X：昔のことは覚えてない。今は聞き飽きた。

母：なんで「聞いてる？」って言われるかは理解してる？

X：傾聴する態度をとってないからやろ。目線が合わないと聞いてないって思うのは俺もそうやし。友達にはそんなことない（目を合わす）から，家族限定かも。

母：なんで，お母さんとは目を合わさへんの？

X：なんでって言われるとちょっとわからんな。

母：話題の問題かな？　聞きたい話じゃないって感じ？

X：そうかも。そんな気がする。

〈仲良し４人組（102ページ）〉

母：こうして振り返ると，このメンバーとの出会いは大きかったよね。Xが前の会社やめて障害者枠で就活してた時に金沢に遊びに行ったやん？　あの時，遊びに行く前は表情が暗かったのに，みんなに愚痴聞いてもらったり遊んだりしてすっきりした顔で帰ってきたから金沢のメンバーに感謝したのを覚えてるわ。

X：ほんまやな。あいつらには心の底から感謝してるわ。あいつらとの縁は大切にしたいな。

２．X君の母親のコメント

とてもなつかしい記録でした。時折泣きそうになりながら拝読しました。ビデオ分析の頃のように，数週間～数か月くらいの振り返りは可能でしたが，今回のように，10年以上前のことを振り返るのは難しいようでした。当時の自分がどうだったかではなく，今の自分が過去の自分の言動を許せることができないという感じでした。

東日本大震災の「感動」のエピソードが印象的で，Xに関係ない部分ではありますが話題に出してしまったのですが，Xの着目点が私には考え付かなかったので，こういう感じでずれるのかな～と思いました。

こうして当時のことを思い出すと，当時の担任が「クラス運営の邪魔になる」と思ったり，保護者の方が「子どもの勉強の邪魔になる」と思ったりして，皆が息子を排除する方向に走っていたら，今の私たち親子はいなかったのだろうな～と思います。私たち親子にとって幸運だったのは，ここに出てくる子どもたち以外の子どもたちの保護者や先生方も親身になって一緒に息子を育てる手助けをしてくださったことです。そして，私が感謝のことばを言うと「お互い様やよ。うちの子も助かってるし」「教師としてX君との経験は大きな糧となっている。障害じゃない生徒とのかかわりにも役立っている。こちらこそ感謝しています」（中学の担任）などと言ってくださいました。私たち親子もこうした経験が大きな糧となり，理解してもらえない状況につらい想いをしても，理解しようとしてくれる人たちがいることを知っていることであきらめずに居場所を探すことができ，今を過ごせているのだと実感しています。

今，Xは大企業２社が出資して作った特例子会社で働いています。広報関係の印刷や検査，名簿作成，制服手配など話を聞いていると出資会社の庶務のような業務かなあと想像しています。知的，身体，精神とさまざまな障害の方や病気の方がいらっしゃるので，退職した最初の会社のように，「できてあたりまえ」のラインがあるわけではないので，皆で話し合いながら仕事環境や内容を工夫したりすることで試行錯誤しながら日々励んでいるようです。それでも，どうしても生じてしまうコミュニケーションのずれでトラブルは起こってしまいます。私が把握できたものは次の二つです。

下痢で欠勤の電話をしたら

夜中にウイルス性胃腸炎発症。下痢がひどくてトイレにこもりきりのため，通勤電車は無理だろうと休むように母が助言。所長に電話で本人が連絡。しばらくして所長から本人に電話があり，病院で診断書をもらってくるように言われる。下痢が収まらず，二日目も休む連絡をしたところ，「39度の熱でも出勤する人がいた。まずは出社して顔を見せてから早退するなりするのが当たり前」と言われたらしい（本人の受け止め方）。30分と我慢できずにトイレに駆け込むのを見ていたため，通勤ラッシュで座れない上に，電車の中でもらしてトラウマになることを懸念した母が欠勤はおかしくないと話すが，本人は体がつらいのと，所長に言われたことばがショックだったのとで暗い顔で過ごしていた。３日目は微熱があったものの下痢は軽くなっていたので出勤。所長からインフルエンザでない限り，今後はまずは出社してから早退して休むように言われたと本人が落ち込んでいた。まるで体育会系のような対応に母はとまどったが，意図のすれ違いや，所長自身が抱えている障害が原因の可能性があるため，相談できる人がいたらしてみるように助言して終わった。

その後，半年に１回開催される統括部長との面談の時に今回のことを相談したらしいが，当時の息子からの報告は，「仮病でさぼる社員が多いから，まずは出社するように言っている。今回のことはＸ君がさぼったとは思っていないし，所長の対応についてもいろいろと思うことがあるが僕の考えは言わない。気にせず，今まで通り頑張ってください」と言われたと言っていた。まずは出社ということばに，なんとなく釈然としない感想をもったが，スマイルデー（年に１度の職場見学会）での面談で所長に確認をすると，「あの時はＸ君も泣いていてつらそうだった。この会社はいろんな問題を抱えた社員がいて，その中ですぐに休む社員も多いので，まずは出社して上司や先輩と話をしてから早退なり欠勤なりしてもいいという感じでの対応が多いが，Ｘ君の場合は真面目なので，彼がつらい時は本当なのはわかっていますから休んでください。まずは出社というのはX君にはあてはまりませんので」と言われ安心した。

「空気を読んで動け」という上司

金銭的なことを含む重要な事務仕事を新しくまかされるようになり，副所長とかかわる仕事が増えた頃から副所長におびえるようになった。「段取りを考えて動け」「空気を読んで動け」「勝手に配置を変えるな」と叱られる場面が増え，具体的な指示がないため，身動きがとれないようだった。苦手意識から避けるようになり，質問などは他の先輩社員に聞いたりしていたところ，「そんなに避けられて気分が悪い」というようなことを言って副所長がキレてしまったとのこと。所長が「それはあんまりではないですか？」と副所長に苦情を言ったところ，「気持ちがついていかないので早退させてください」と帰ってしまい，鬱病の診断書を添えて休んだまま，異動となった。部長に所長が「X君は絶対に悪くありません」とかばってくださったとのこと。社員皆が息子の味方になってくださったそうで，そのことでは救われたものの，きっかけが自分だったことで落ち込んでいた。自分を責めないようにと一生懸命にコントロールをしていたが，副所長が異動された時はホッとしていたようだった。

面談で部長に，そのことを伝えると，「X君が所長や先輩社員に相談してくれていたので，早めに副所長との面談をすることができ，対応について話し合ってきたが，長年の仕事への考え方を変えることができなかったようで，副所長もつらかったようだった。それでも，X君が悪いわけではないので，どうしようもなかったとしか言えなくて申し訳ないです」とおっしゃった。それで，早めに対応してくださったことへの感謝と，理解するのが難しい障害なので相性が悪いタイプの方とは距離をあけるしかなかったとこれまでの経験をお話して，今後も何かあればお知らせするので家庭で対応する必要があれば連絡してくださいと連絡先を交換して終わった。

この副所長さんは定年数か月前に退職をされ，数カ月あけて２度ほどＸにメールをくださっていて，元気でやっているかという内容に，在職時とは違った印象にとまどいながらも返事のメールを送っている。退職されて，何か思うことがあったのかなあと母親なりに想像している。

違いを認識できる多数派の子どもを

Ｘとのコミュニケーションのずれは，把握するまでに本人，相手，周囲の証言を並べてみないと見えてこないので，子どもの頃に支援の輪を構築できたことは幸運だったなあと思います。そのおかげで，なんとなくずれの存在が想像できるので，今の環境でトラブルがあって解決できなくても「どこがずれてるんやろなあ」と二人で悩み，様子見をすることができます。そして，ずれの存在に気づくまでの過程を思うと，アスペルガー症候群をよく知らない人に理解してもらうことの難しさも痛感し，アスペルガーの人たちの生きづらさを再認識します。彼らの言動から受けた印象を疑わず，そのずれた印象からスタートしたコミュニケーションによって，悪感情をもたれて責められる彼らの理不尽さは想像を絶するものでしょう。私たち親子が出会った人たちのように，自分たちとは違った存在を排除するのではなく，自分たちの「あたりまえ」を押し付けずに理解しようとしてくださる人たちが増えると世の中はもっと優しい社会になるのではないかなあと思っています。そして，Ｘの友人たちのように，子どもの頃からそうしたずれの存在に気づき考えることで違いを認識する環境で多数派の子どもたちが育ったならば，将来の日本は今のギスギスとした日本よりもずっと暮らしやすい国になっているのではないかなあと思うのです。

3．32歳のＹさんが本書に思うこと

各章末ごとに示した子どもの「コミュ障」についてのＹさんのコメントからうかがえるのは，Ｙさんが相談相手をもたず独力で子ども時代を乗り切り，その結果Ｙさんなりのコミュニケーション戦略を構築してきたらしいことである。彼女の優秀な知能（後述）がＹさんのコミュニケーション戦略づくりの助けになったことは容易に想像できる。Ｙさんの戦略は後述の「ことばのつかいかたテスト」の成績に見るように，社会の多数派からはかなり外れているようだが，彼女なりの一貫性がある。その一端は第８章に挙げた非字義言語理解課題に対する彼女のコメントに見ることができる。Ｙさんはことばの字義通りの意味を出発点に既有知識の中でありうる状況を推測するという手順をとっている。母親が部屋を汚している息子に「まあ，きれいだこと」という意味を，公衆トイレに貼ってある「きれいにお使いいただいてありがとうございます」との類推で肯定的に把握したり，「お医者さんの卵」というフレーズから不妊治療を行う医師が卵子と精子を結合させるシーンを連想したりする。あるいはゲームばかりしている子どもに母親が「よく勉強しているね」と嫌味を言うことの意味を，文字通りにとったうえで，ゲームが自分の調子のセルフモニタリングのスキルを磨くチャンスととらえ，肯定的に理解する。Ｙさんはことばを解釈する時にことばの音調やことばをとりまく状況の文脈とそのことばを関連付けるのでなく，あくまでことばの字面だけを出発点に理解のために既有知識を動員する。その背景にはＹさんがサリーとアンの心の理論課題（図6-4）が通過できていないという心の状態も横たわっている。すでに「お医者さん」と命名されている同じ玩具を再度「お医者さん」と命名すること，新情報を付け加えないで旧情報を繰り返し述べることも，幼稚園年長児にとっても論外だが，Ｙさんはなんのためらいもないようである。このような傾向は，彼女自身が述べているように，「他者には本人の頭で起きているプロセスが見

えないことをうっかり忘れる」ことや「抽象と具体の行き来が無理」という自己の認知スタイルについての自覚と裏腹と思われる。こうしたYさん独自のコミュニケーション戦略の結果は彼女自身が述べている「付け人や支援者」をそばにおいて世間とかかわる必要性,「工数が増え」ても婉曲表現を避け詳しい指示を受けることへの期待につながっていく。このようにして定型発達の人が多数行きかう場所(職場)から距離をとり,限られた相手(支援者や雇用先の担当者,あるいは行楽に出かけた先の店や施設の職員など)とだけかかわりをもつことにとどめ,ある種の隠遁生活のようなスタイルを貫くことでYさんの人生には明るい兆しが差し始めているようにも思える。職場不適応から鬱病を発症という苦しい経過の果てのことであり,また特例子会社で多数に交じって働くX君とはずいぶん違うが,「コミュ障」な子どもが行きつくひとつの境地ともいえる。

Yさんのコメントは決して大人の「コミュ障」の代表的な意見ではないだろう。同じ自閉症の人でもYさんより良く適応していて,一般就労でそれなりに業務を遂行している人もいれば,Yさんに比べてはるかに不適応の度合いが強く引きこもり状態になって社会とのコミュニケーションを断っている人もいるからである。ただ,本書の取り扱う子どもの「コミュ障」についてのYさんのコメントは,元子どもの「コミュ障」だった人の独自の意見として支援にたずさわる人や,「コミュ障」の子どもをもつ家族に役立つものと思われる。

なお,X君は「ことばのつかいかたテスト」は27問中25問(第8章3節に紹介していた「ことばのつかいかたテスト」は全25問からなる。X君とYさんに回答してもらった時点では別に2問が含まれており,全27問であった)正解で,一般小学生の母親の平均,及び小学6年生の平均とほぼ同じだった。これに対してYさんは3問のみ正解で,なんと24問が不正解であった。定型発達の場合4歳の幼児でも平均は12問程度の正解なので,この結果はどう理解したものか悩むところである。知能という点からみるとYさんは,24歳の時職場不適応から鬱病を発症し,最悪のコンディションで受けたテスト結果が言語性IQ125 で，10歳当時のX君の 100前後よりはるかに高かった。「ことばのつかいかたテスト」の成績とは真逆である。自閉症の人は個人差が大きいといってしまえばそれまでだが，二人の成育史との関連が気になるところである。X君は 10歳で診断を受け，母親は本書で見たようにX君との会話に工夫を凝らしながら，絶えず相談相手となって彼の成長を支えた。この早い時期からの密度の濃い親子コミュニケーションがX君の現在の社会適応につながっている可能性も考えるべきであろう。これに対しYさんは診断を受けたのが職場不適応を起こした後の 24歳であった。Yさんの親は第 1 章の「ポスト赤かったよー」で述べた通り，「コミュ障」に対して叱責を加えるような人であった。Yさん曰く「親ブロック発動するから親が相談する価値がある相手とは認識してない。報告も嫌いだ。事前連絡はしない。もしするんなら，事後報告」。「コミュ障」のサポートどころの話ではない。

4．付記

筆者は 2017年 3 月に金沢大学を定年退職し，現在は同大学子どものこころの発達研究センターで特任の仕事を続けている。勤務時間は 2018年 4 月から週20時間となったので，残余の時間で学外からのニーズがあれば個人的にそれに応じるしくみをネット上に作った。名称を Facebook「こみゅしょう　らぼ」とした。本書についての疑問はもとより，子どもや成人の「コミュ障」について理解や対応に悩む人々，あるいは当事者自身からの相談を，上記アカウントへのメッセージでお寄せいただければ，何かしらの役に立てるかもしれない。

文献

ビショップ, D. V. M.（2016）. 子どものコミュニケーション・チェックリスト日本版CCC-2（日本版作成：大井学・藤野博・槻舘尚武・神尾陽子・権藤桂子・松井智子） 日本文化科学社

Frith, U（2003）. *Autism: Explaining the Enigma*, Second Edition. Blackwell.（冨田真紀・清水康夫・鈴木玲子（訳）（2009）. 新訂 自閉症の謎を解き明かす 東京書籍）

藤野博・森脇愛子・神井享子・渡邉真理子・椎木俊秀（2013）. 学齢期の定型発達児と高機能自閉症スペクトラム障害児における心の理論の発達――アニメーション版心の理論課題ver.2 を用いて―― 東京学芸大学紀要 総合教育科学系, 64(2), 151-164.

藤野博・綿貫愛子（2018）. 絵でわかるなぜなぜ会話ルールブック 合同出版

福田純子・平谷美智夫・三浦優生・大井学（投稿中）. 自閉症スペクトラム障害成人におけるコロケーション誤用生起とその特異性についての検討.

福田純子・平谷美智夫・三浦優生・大井学（投稿中）. 自閉症者のコロケーション誤用に対する自閉症者の認容性.

Giora, R., Gazal, O., Goldstein. I., Fein, O., & Stringaris, A.（2012）. Salience and Context: Interpretation of Metaphorical and Literal Language by Young Adults Diagnosed with Asperger's Syndrome. *Metaphor and Symbol*, 27: 22–54, DOI: 10.1080/10926488.2012.638823

Hadjikhani, N., Johnels, J. Å., Lassalle, A., Zürcher, N. R., Hippolyte, L., Gillberg,C., Lemonnier, E. & Ben-Ari, Y.（2018）. Bumetanide for autism: more eye contact, less amygdala activation. *Scientific Report* 8, 3602. doi.org/10.1038/s41598-018-21958-x

Hanabusa, K., Oi, M., Tsukidate, N., & Yoshimura, Y.（2018）. Association between maternal Autism Spectrum Quotient scores and the tendency to see pragmatic impairments as a problem. *PLoS ONE* 13(12), e0209412. https://doi.org/10.1371/journal.pone.0209412

Happé, F. G. E.（1991）. アスペルガー症候群の成人による自伝――解釈の問題と理論への示唆――（冨田真紀（訳）（1996）. フリス, U.（編）自閉症とアスペルガー症候群 東京書籍, pp.361-423）

Happé. F. G. E.（1993）. Communicative competence and theory of mind in autism: A test of relevance theory. *Cognition*, 48, 101-119.

Happé. F. G. E.（1995）. Understanding minds and metaphors: insight from the study of figurative language in autism. *Metaphor and Symbolic Activity*, 10(4), 275-295.

Hobson, R. P.（2012）. Autism, Literal Language and Concrete Thinking: Some Developmental Considerations. *Metaphor and Symbol*, 27(1), 4-21, https://doi.org/10.1

080/10926488.2012.638814

Huang, S. & Oi, M.（2013）. Responses to Wh-, Yes/No-, A-not-A, and choice questions in Taiwanese children with high-functioning autism spectrum disorder. *Clinical Linguistics & Phonetics*, Early Online: 1–17. DOI: 10.3109/02699206.2013.835446

Huang, S., Oi, M., & Taguchi, A.（2015）. Comprehension of figurative language in Taiwanese children with autism: The role of theory of mind and receptive vocabulary. *Clinical Linguistics & Phonetics*, 29, 764-775. DOI: 10.3109/02699206.2015.1027833

井関龍太（2006）．テキスト理解におけるオンライン推論生成の規定因——整合性とアクセス可能性の比較—— 認知科学，13(2), 205-224. DOI https://doi.org/10.11225/jcss.13.205

Kess, J. E., 西光義弘（1989）. *Linguistic Ambiguity in Natural Language:English and Japanese* くろしお出版

ローガソン，Ｅ．Ａ．・フランクル，Ｆ．(2018)．友だち作りのSST——自閉スペクトラム症と社会性に課題のある思春期のためのPEERSトレーナーマニュアル——（エリザベス．A．ローガソン／フレッド・フランケル（著）山田智子・大井学・三浦優生（監訳）山田智子（訳） 金剛出版）

ローガソン，Ｅ．Ａ．（著），(2017)．友だち作りの科学——社会性に課題のある思春期・青年期のためのSSTガイドブック——（辻井正次・山田智子（監訳） 金剛出版）

Lawson, J.（2003）. Depth accessibility difficulties: An alternative conceptualization of autism spectrum conditions. *Journal for the Theory of Social Behavior*, 33, 189-202.

McTear,M.F.& Conti-Ramsden, G.（1992）. *Pragmatic disability in children*. London: Whurr Publishers.

大井学（1995）．言語発達の障害への語用論的接近 風間書房

Oi, M.（2010）. Do Japanese children with high-functioning autism spectrum disorder respond differently to Wh-questions and Yes/No-questions? *Clinical Linguistics & Phonetics*, 24(9) , 691–705.

大井学・田中早苗（2010）．高機能自閉症スペクトラムのある子どもの多義的表現の理解. コミュニケーション障害学，27(1)，10-18.

Oi, M. & Tanaka, S.（2011）. When Do Japanese Children with Autism Spectrum Disorder Comprehend Ambiguous Language Overliterally or Overnonliterally?, *Asia Pacific Journal of Speech, Language and Hearing*, 14(1), 1-12, DOI: 10.1179/136132811805334920

Oi,M.,Tanaka,S.,& Ohoka,H.（2013）. The Relationship between Comprehension of Figurative Language by Japanese Children with High Functioning Autism Spectrum

Disorders and College Freshmen's Assessment of Its Conventionality of Usage. *Autism Research and Treatment*, 7pages .doi.org/10.1155/2013/480635

大井学（2015）．隠喩，皮肉，間接依頼――自閉症における言語の字義性について――　コミュニケーション障害学，32(1)，1-10.

Oi, M., Fujino, H., Tsukidate, N., Kamio, Y., Yoshimura, Y., Kikuchi, M., Hasegawa, C., Gondou, K., & Matsui, T.（2017）. Quantitative Aspects of Communicative Impairment Ascertained in a Large National Survey of Japanese Children. *Journal of Autism and Developmental Disorders*. 47 (10) , 3040-3048.DOI 10.1007/s10803-017-3226-x

Ozonoff, S., & Miller, J. N.（1996）. An exploration of right-hemisphere contribution to the pragmatic impairments of autism. *Brain and Language*, 52, 411-434.

Perkins, M.（2007）*Pragmatic impairment*. Cambridge, Cambridge University Press.

Roth, F. P. & Spekman, N.J.（1984）. Assessing the pragmatic abilities of children: Part 1. Organizational framework and assessment parameters. *Journal of Speech and Hearing Disorders*, 49, 2-11.

Sperber, D., & Wilson, D.（1993）. 関連性理論：伝達と認知, 研究社出版.

田口愛子・大井学・高橋和子（2010）．高機能広汎性発達障害児における間接発話理解に及ぼす課題提示条件の違いに関する検討　コミュニケーション障害学，27(3), 168-177.

Tanaka, S., Oi, M., Fujino, H., Kikuchi, M., Yoshimura,Y., Miura,Y., Tsujii, M., &Ohoka, H.（2016）. Characteristics of communication among Japanese children with autism spectrum disorder: A cluster analysis using the Children's Communication Checklist-2, Clinical Linguistics & Phonetics, DOI:10.1080/02699206.2016.1238509

辰巳朝子・大伴潔（2009）．高機能広汎性発達障害児における動作語の理解と表出――表現の適切性を含めた検討――　コミュニケーション障害学，26，11-19.

Yamada, T., Miura, Y., Oi, M., Akatsuka, N., Tanaka,K., Tsukidate,N., Yamamoto,T., Okuno,H., Nakanishi,M., Taniike,M., Mohri,I., & Laugeson, E.A.（2019）. Examining the Treatment Efficacy of PEERS in Japan: Improving Social Skills Among Adolescents with Autism Spectrum Disorder. Journal of Autism and Developmental Disorders. https://doi.org/10.1007/s10803-019-04325-1

矢田愛子・大井学（2009）高機能広汎性発達障害児の間接発話理解に対する検討．LD研究，18(2)，128-137.

著者紹介

大井　学（おおい・まなぶ）

京都大学教育学部教育学科卒業，京都大学大学院教育学研究科博士課程教育方法学専攻中退，博士（教育学）京都大学。愛媛大学教育学部助手・講師，金沢大学教育学部助教授・教授，九州大学大学院人間環境学府客員教授を経て現在金沢大学子どものこころの発達研究センター特任教授。日本コミュニケーション障害学会常任理事，理事長，機関誌編集委員長，日本特殊教育学会理事，日本発達心理学会理事等を歴任。

主要著書：言語発達の障害への語用論的接近（風間書房，1995），子どもと話す（共編著，ナカニシヤ出版，2004），特別支援教育における言語・コミュニケーション・読み書きに困難がある子どもの理解と支援（共編著　学苑社，2010）など。
監訳書：自閉症の倫理学（勁草書房，2013），友だち作りのSST（金剛出版，2018）。
主要論文：Oi et al.（2017）. Quantitative Aspects of Communicative Impairment Ascertained in a Large National Survey of Japanese Children. *Journal of Autism and Developmental Disorders*.47（10），Hanabusa, Oi et al.（2018）. Association between maternal Autism Spectrum Quotient scores and the tendency to see pragmatic impairments as a problem. PLoS ONE 13（12）,Yamada et al.（2019）. Examining the Treatment Efficacy of PEERS in Japan: Improving Social Skills Among Adolescents with Autism Spectrum Disorder. *Journal of Autism and Developmental Disorders*.

子どもの「コミュ障」
——発達障害のもう一つの顔

2020年6月30日　初版第1刷発行　［検印省略］

著　者　大井　学
発行者　金子紀子
発行所　株式会社　金子書房
〒112-0012　東京都文京区大塚3－3－7
TEL 03-3941-0111㈹　FAX 03-3941-0163
振替　00180-9-103376
URL　http://www.kanekoshobo.co.jp
印刷／藤原印刷株式会社　製本／一色製本株式会社

ISBN 978-4-7608-2430-4 C3011
Printed in Japan